罕见病名称及编码规范

（2022 年版）

主　编　李　岩

编　委　（按姓氏笔画排序）

丁　洁　王　琳　王朝霞　石鑫淼

刘　徽　李华军　何国华　张　弘

袁　云　夏　静

U0197322

北京大学医学出版社

HANJIANBING MINGCHENG JI BIANMA GUIFAN（2022 NIAN BAN）

图书在版编目（CIP）数据

罕见病名称及编码规范：2022 年版 / 李岩主编 . —
北京：北京大学医学出版社，2022.11
ISBN 978-7-5659-2759-1

Ⅰ . ①罕… Ⅱ . ①李… Ⅲ . ①疑难病 - 名称 - 编码 -
规范 - 研究 Ⅳ . ① R442.9-39

中国版本图书馆 CIP 数据核字（2022）第 187127 号

罕见病名称及编码规范（2022 年版）

主 编：李 岩
出版发行：北京大学医学出版社
地 址：（100191）北京市海淀区学院路 38 号 北京大学医学部院内
电 话：发行部 010-82802230；图书邮购 010-82802495
网 址：http：//www.pumpress.com.cn
E-mail：booksale@bjmu.edu.cn
印 刷：北京溢漾印刷有限公司
经 销：新华书店
责任编辑：刘陶陶 **责任校对：**靳新强 **责任印制：**李 啸
开 本：710 mm×1000 mm 1/16 印张：15.75 字数：265 千字
版 次：2022 年 11 月第 1 版 2022 年 11 月第 1 次印刷
书 号：ISBN 978-7-5659-2759-1
定 价：80.00 元

本书由

北京大学医学出版基金资助出版

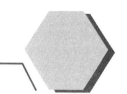

前　言

　　罕见病又称孤儿病，80% 以上的罕见病由遗传因素引起，50% 的患者在出生时或儿童期发病。一旦配偶双方存在相同的缺陷基因，下一代就有可能患罕见病。如果我们检索公开发表的科学论文，会发现国际上至今并无在罕见病定义上的共识，各国对于罕见病发病率的界定标准也有所差异。例如，美国在《促进健康和预防疾病 1984 年修正案》（Health Promotion and Disease Prevention Amendments of 1984）中指出，发病率小于 1/2000 的疾病为罕见病，欧洲药品机构界定的罕见病发病率为小于 5/10000（相当于 1/2000），日本卫生劳工和福利部界定的罕见病发病率为小于 1/2500。2015 年国外系统综述显示，全球在不同地区 / 区域的 1109 个组织中对于罕见病竟然有 296 个不同的定义。我国在 2010 年曾由中华医学会医学遗传学分会将患病率低于 1/500000 或新生儿发病率低于 1/10000 的疾病归为罕见病。2021 年，全国罕见病学术团体主委联席会议经过慎重研讨，提议我国罕见病遵从 3 个"维度"：①新生儿发病率< 1/10000；②患病率< 1/10000；③单病种患病人数< 140000。

　　尽管单一罕见病病种发病率很低，但总体上患有罕见病的患者却非罕见。据世界卫生组织（World Health Organization，WHO）数据显示，按照全球有 7000 多种罕见病计算，若将其定义为患病人数占总人口 0.065% ～ 0.1% 的疾病，罕见病种类约占人类疾病类型总数的 10%，世界各类罕见疾病患者总人数接近 3 亿，每 15 个人中就有 1 名罕见病患者。目前，我国大约有 2000 万罕见病患者，每年新出生罕见病患者超过 20 万。由于这些病症绝大多数为先天性、遗传性疾病，多数人在幼年就发病，首发临床表现可能为呼吸系统或神经系统疾病，也可能是心脏病或代谢性疾病等。这导致患者无法确定首个就诊科室，在同一医院内也可能多次辗转于不同科室，不仅诊断难度大，治疗手段有限，病例追踪也更困难，使这类患者的医疗保障、社会认识和支持均不足，患者和家庭共同面临"诊断难、治疗难、用药难"的困境。

随着科学技术发展和人类对健康的重视，罕见病患者的状况也得到越来越多的关注。欧洲罕见病组织（EURODIS）于 2008 年 2 月 29 日发起了第一届"国际罕见病日"，后来将每年 2 月的最后一天定为"国际罕见病日"。2018 年国家卫生健康委员会、科学技术部、工业和信息化部、国家药品监督管理局和国家中医药管理局 5 部委联合发布了《第一批罕见病目录》，包括 121 个病种。2019 年，全国罕见病诊疗协作网得以组建，以加强我国罕见病管理，提高医师罕见病诊疗水平，同时为罕见病患者提供了就医指引。

多年来，罕见病研究，尤其是基于数据的规范研究甚少，这不仅是因为数据的可获得性难，另一个重要原因是数据源质量参差不齐，严重制约着我国在罕见病诊疗信息共享、科学研究和政策制定等方面的工作。然而，随着我国医院信息系统投入不断增加，大数据医疗应用技术得到持续发展，尤其是以电子病历为核心的医院信息系统建设加强。这使对罕见病患者实施多学科联合诊治、专家共识达成、病例系统追踪、实现持续全周期管理成为可能。作者希望本书能够助力我国罕见病研究事业更加系统、规范、高质量的发展，配合临床医生、科研人员和管理者掌握国内外相关信息，使其充分享用各种数据信息，建立科学、规范、可供有效研究的数据库。经过几年系统的数据信息积累，本书将 2018 年国家正式颁布的 121 种罕见病相关诊断名称的多种表达和编码的映射关系展示出来。

本书以国家卫生健康委员会发布的 121 种罕见病为基础，从罕见病概述、罕见病分类与编码、我国罕见病管理现况及 121 种罕见病详解进行阐述，并对每一种疾病的疾病释义、中文名称、英文名称、疾病编码进行详细描述。有关疾病编码部分，为了方便广大读者在未来的数据库建设中进行比对，针对同一疾病名称，收录了 ICD-10 疾病编码与名称中文版（国家临床版 2.0）和未来将使用的 ICD-11 疾病编码与名称中文版（亦可参阅 WHO 出台的英文版）以及 ORPHA 代码。各种编码体系和名称未来可能出现动态调整，但基本构架不会变，本书提供了相关内容，方便读者进行相关映射。

由于我国在罕见病系统管理上还刚刚起步，数据管理还远不能满足大量的临床和科研需求。我们将与罕见病研究的临床医生、科研工作者和管理者共同努力，持续收集并改进相关信息，不断补充完善相关内容，以便更好地为我国罕见病患者提供高质量的医疗服务和社会管理决策支持。

本书的出版获得 2020 年北京大学医学出版基金项目（XM2100756）的支持，也得到北京大学医学出版社编辑老师的热情指导和帮助，我们在此向他们表示衷心的感谢！值此北大医学诞辰 110 周年之际，本书也作为编者的一份薄礼献给学校。

编者

目　录

说明 ·· I

罕见病概述 ·· V

罕见病分类与编码 ·· VI

我国罕见病管理现况 ··· VIII

121 种罕见病详解 ·· X

第一批罕见病（121 种）目录 ································· XI

序号 1　**21- 羟化酶缺乏症** ···································· 1

序号 2　白化病 ··· 3

序号 3　**Alport** 综合征 ·· 5

序号 4　肌萎缩侧索硬化 ··· 7

序号 5　**Angelman** 氏症候群（天使综合征） ················ 9

序号 6　精氨酸酶缺乏症 ··· 10

序号 7　热纳综合征（窒息性胸腔失养症） ····················· 11

序号 8　非典型溶血性尿毒综合征 ································ 12

序号 9　自身免疫性脑炎 ··· 14

序号 10　自身免疫性垂体炎 ······································· 16

序号 11　自身免疫性胰岛素受体病 ······························ 18

序号 12　β - 酮硫解酶缺乏症 ····································· 19

序号 13　生物素酶缺乏症 ·· 20

序号 14　心脏离子通道病 ·· 21

序号 15　原发性肉碱缺乏症 ······································· 23

序号 16　**Castleman** 病 ·· 24

序号 17　腓骨肌萎缩症 ……………………………………………………26

序号 18　瓜氨酸血症 ………………………………………………………32

序号 19　先天性肾上腺发育不良 …………………………………………34

序号 20　先天性高胰岛素性低血糖血症 …………………………………35

序号 21　先天性肌无力综合征 ……………………………………………37

序号 22　先天性肌强直（非营养不良性肌强直综合征）…………………38

序号 23　先天性脊柱侧弯 …………………………………………………40

序号 24　冠状动脉扩张病 …………………………………………………42

序号 25　先天性纯红细胞再生障碍性贫血 ………………………………44

序号 26　Erdheim-Chester 病 ……………………………………………46

序号 27　法布里病 …………………………………………………………48

序号 28　家族性地中海热 …………………………………………………50

序号 29　范可尼贫血 ………………………………………………………51

序号 30　半乳糖血症 ………………………………………………………53

序号 31　戈谢病 ……………………………………………………………54

序号 32　全身型重症肌无力 ………………………………………………56

序号 33　Gitelman 综合征 …………………………………………………58

序号 34　戊二酸血症Ⅰ型 …………………………………………………59

序号 35　糖原累积病（Ⅰ型、Ⅱ型）………………………………………60

序号 36　血友病 ……………………………………………………………62

序号 37　肝豆状核变性 ……………………………………………………64

序号 38　遗传性血管性水肿 ………………………………………………66

序号 39　遗传性大疱性表皮松解症 ………………………………………67

序号 40　遗传性果糖不耐受症 ……………………………………………69

序号 41　遗传性低镁血症 …………………………………………………71

序号 42　遗传性多发脑梗死性痴呆 ………………………………………73

序号 43　遗传性痉挛性截瘫 ………………………………………………75

序号 44　全羧化酶合成酶缺乏症 …………………………………………77

序号 45 同型半胱氨酸血症 ·············· 78

序号 46 纯合子家族性高胆固醇血症 ·············· 80

序号 47 亨廷顿舞蹈症 ·············· 82

序号 48 HHH 综合征 ·············· 84

序号 49 高苯丙氨酸血症 ·············· 86

序号 50 低碱性磷酸酶血症 ·············· 88

序号 51 低磷性佝偻病 ·············· 89

序号 52 特发性心肌病 ·············· 91

序号 53 特发性低促性腺激素性性腺功能减退症 ·············· 93

序号 54 特发性肺动脉高压 ·············· 95

序号 55 特发性肺纤维化 ·············· 96

序号 56 IgG4 相关性疾病 ·············· 97

序号 57 先天性胆汁酸合成障碍 ·············· 98

序号 58 异戊酸血症 ·············· 99

序号 59 卡尔曼综合征 ·············· 100

序号 60 朗格汉斯组织细胞增生症 ·············· 102

序号 61 莱伦氏综合征 ·············· 104

序号 62 Leber 遗传性视神经病变 ·············· 106

序号 63 长链 3- 羟酰基辅酶 A 脱氢酶缺乏症 ·············· 107

序号 64 淋巴管肌瘤病 ·············· 108

序号 65 赖氨酸尿蛋白不耐受症 ·············· 110

序号 66 溶酶体酸性脂肪酶缺乏症 ·············· 111

序号 67 枫糖尿症 ·············· 112

序号 68 马方综合征 ·············· 114

序号 69 McCune-Albright 综合征 ·············· 116

序号 70 中链酰基辅酶 A 脱氢酶缺乏症 ·············· 118

序号 71 甲基丙二酸血症 ·············· 119

序号 72 线粒体脑肌病 ·············· 121

序号 73　黏多糖贮积症 ···················· 123

序号 74　多灶性运动神经病 ···················· 125

序号 75　多种酰基辅酶 A 脱氢酶缺乏症 ···················· 126

序号 76　多发性硬化 ···················· 128

序号 77　多系统萎缩 ···················· 130

序号 78　肌强直性营养不良 ···················· 132

序号 79　N- 乙酰谷氨酸合成酶缺乏症 ···················· 134

序号 80　新生儿糖尿病 ···················· 135

序号 81　视神经脊髓炎 ···················· 137

序号 82　尼曼匹克病 ···················· 139

序号 83　非综合征性耳聋 ···················· 141

序号 84　Noonan 综合征 ···················· 143

序号 85　鸟氨酸氨甲酰基转移酶缺乏症 ···················· 145

序号 86　成骨不全症（脆骨病） ···················· 147

序号 87　帕金森病（青年型、早发性） ···················· 148

序号 88　阵发性睡眠性血红蛋白尿 ···················· 150

序号 89　黑斑息肉综合征 ···················· 151

序号 90　苯丙酮尿症 ···················· 152

序号 91　POEMS 综合征 ···················· 153

序号 92　卟啉病 ···················· 155

序号 93　Prader-Willi 综合征 ···················· 157

序号 94　原发性联合免疫缺陷 ···················· 159

序号 95　原发性遗传性肌张力不全 ···················· 161

序号 96　原发性轻链型淀粉样变 ···················· 163

序号 97　进行性家族性肝内胆汁淤积症 ···················· 165

序号 98　进行性肌营养不良 ···················· 166

序号 99　丙酸血症 ···················· 170

序号 100　肺泡蛋白沉积症 ···················· 172

序号 101　肺囊性纤维化 ………………………………… 174

序号 102　视网膜色素变性 ……………………………… 176

序号 103　视网膜母细胞瘤 ……………………………… 177

序号 104　重症先天性粒细胞缺乏症 …………………… 179

序号 105　婴儿严重肌阵挛性癫痫（Dravet 综合征）……… 181

序号 106　镰刀型细胞贫血病 …………………………… 183

序号 107　Silver-Russell 综合征 ………………………… 185

序号 108　谷固醇血症 …………………………………… 187

序号 109　脊髓延髓肌萎缩症（肯尼迪病）……………… 189

序号 110　脊髓性肌萎缩症 ……………………………… 191

序号 111　脊髓小脑性共济失调 ………………………… 194

序号 112　系统性硬化症 ………………………………… 197

序号 113　四氢生物蝶呤缺乏症 ………………………… 199

序号 114　结节性硬化症 ………………………………… 201

序号 115　原发性酪氨酸血症 …………………………… 202

序号 116　极长链酰基辅酶 A 脱氢酶缺乏症 ………… 204

序号 117　威廉姆斯综合征 ……………………………… 205

序号 118　湿疹血小板减少伴免疫缺陷综合征 ………… 207

序号 119　X- 连锁无丙种球蛋白血症 ………………… 209

序号 120　X- 连锁肾上腺脑白质营养不良 …………… 210

序号 121　X- 连锁淋巴增生症 ………………………… 212

参考文献 ………………………………………………… 214

索引 ……………………………………………………… 216

说　明

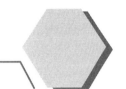

为便于读者理解书中版面安排和相关内容，特作如下说明。

序号（罕见病编号）：本书所收录的 121 种罕见病是按照英文名称的首字母进行排序，与国家卫生健康委员会、科学技术部、工业和信息化部、国家药品监督管理局和国家中医药管理局 5 部委于 2018 年 5 月联合制定并印发的《第一批罕见病目录》保持一致，目的是方便读者查询和相关文件的对应关系，其中排列序号、中文名称及英文名称均与该文件保持一致。

疾病释义：疾病释义综合了《121 种罕见病知识读本》（丁洁、王琳主编）及《罕见病诊疗指南（2019 年版）》（国家卫生健康委员会）所提供的释义。

中文名称：中文名称源于 3 类信息源，一是《121 种罕见病知识读本》及《罕见病诊疗指南（2019 年版）》，二是医院病案首页中医师选择的诊断名称，三是国家公开出版的核心期刊中使用频率高且经罕见病项目组多轮专家确认的同义名。该信息的目的是规范名称表达，同时方便读者在研究中辨识使用。

英文名称：英文名称源于 4 类信息源，一是《121 种罕见病知识读本》及《罕见病诊疗指南（2019 年版）》中的疾病释义描述，二是 WHO 发布的 ICD-10 疾病分类编码英文版，三是目前国际上权威的罕见病 Orphanet 数据库，四是国家公开出版的核心期刊中使用频率高且经罕见病项目组多轮专家确认的同义名。

疾病编码：疾病编码是跨专业、跨地区及国际上不同语言间交流的基础。为了使读者开阔研究视野，提升交流能力，达到共识，疾病编码作为罕见病的一种展现形式，便于研究者在罕见病领域相互理解。书中提供了常用的 ICD-10 疾病编码与名称、ICD-11 疾病编码与名称和 ORPHA 代码等 3 类编码和对照名称。

ICD-10 疾病编码与名称：国际疾病分类（International Classification

of Diseases，ICD）是 WHO 制定的国际统一的疾病分类方法，它根据疾病的病因、病理、临床表现和解剖位置等特性，将疾病分门别类，使其成为一个有序的组合，并用编码的方法来表示。全球通用的是《疾病和有关健康问题的国际统计分类》第 10 版，其中保留了 ICD 的简称，并被统称为 ICD-10。本文采用的编码和疾病名称为目前我国二级及二级以上医疗机构病案首页登记中使用的国家临床版 2.0。

如：序号 3 Alport 综合征，其 ICD-10 疾病编码为 Q87.801，疾病名称为奥尔波特综合征。

ICD-11 疾病编码与名称：是按照国际疾病分类（International Classification of Diseases，ICD）第 11 版的编码规则，与第 10 版不同，未来将在中国使用。本文提供了部分已经比较明确的罕见病编码规则，仅供读者在查阅 WHO 疾病编码或者进行国际交流时参考。未来它在我国被广泛推广后还将进一步改进。

如：序号 4 肌萎缩侧索硬化，其 ICD-11 疾病编码为 8B60.0，疾病名称为肌萎缩侧索硬化，或疾病编码为 8B60.5，疾病名称为肌萎缩侧索硬化叠加综合征。由于 ICD-11 编码还没有正式使用，而且数据库中的条目还不能完全满足需求，因此，采用近似原则提供给读者，方便查阅相关信息。

ORPHA 代码：Orphanet 数据库是由 INSERM（法国国家健康与医学研究所）于 1997 年建立的罕见病及其药物公共数据库，是收集和提供罕见病知识的独特的数据资源。Orphanet 罕见病命名法（ORPHAcode）对于提高罕见病诊治和研究发挥了至关重要的作用。Orphanet 数据库对于每种疾病都分配了一个唯一的 ORPHA 代码，可据此查找每种疾病的释义、英文表达、同义词等，以及与其他命名和术语的衔接（如 OMIM、ICD、SNOMED-CT、MedDRA、UMLS、MeSH、GARD 等），通过这种交叉引用可实现数据库的互操作性。

如：序号 3 Alport 综合征的 ORPHA 代码为 63，其名称为 Alport syndrome。

其他数据库名称缩写

OMIM：在线人类孟德尔遗传数据库（On-line Mendelian Inheritance in Man，OMIM）是涵盖人类遗传病和基因座位等相关信息与文献的中心级数据库。

SNOMED-CT：医学术语系统命名法 - 临床术语（Systematized Nomenclature of Medicine-Clinical Terms，SNOMED-CT），是一部经过系统组织编排、便于计算机处理的医学术语集，涵盖多方面的临床信息，如疾病、所见、操作、微生物、药物等。

MedDRA：国际医学用语词典（Medical Dictionary for Regulatory Activities，MedDRA），是 20 世纪 90 年代末由国际人用药品注册技术协调会（ICH）开发的内容丰富详细的医学标准术语集，覆盖的产品包括药品、生物制品、疫苗和药物器械综合产品。

UMLS：医学一体化语言系统（Unified Medical Language System，UMLS），是由美国国立医学图书馆（NLM）自 1986 年起研究和开发的计算机化的情报检索语言集成系统，它不仅是语言翻译、自然语言处理及语言规范化的工具，而且能实现跨数据库检索的词汇转换，可以帮助用户在联接情报源（包括计算机化的病案记录、书目数据库、事实数据库以及专家系统）的过程中对其中的电子式生物医学情报进行一体化检索。

MeSH：医学主题词表（Medical Subject Headings，MeSH），由美国国立医学图书馆出版，可用于索引、编目和搜索生物医学和健康相关信息。MeSH 包括出现在 MEDLINE/PubMed、NLM 目录和其他 NLM 数据库中的主题词，最终目的是提高检准率和检全率。

GARD：遗传和罕见病信息中心（Genetic and Rare Diseases Information Center，GARD），是美国国家转化科学促进中心（NCATS）的一个项目，来自美国国立卫生研究院（NIH）的两项资助：NCATS 和国家人类基因组研究所（NHGRI）。GARD 以英语或西班牙语为公众提供有关罕见或遗传疾病信息。

罕见病概述

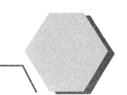

罕见病，指就单一病种而言人类发病率很低，大多数具有遗传性的疾病，也常被称为孤儿病。如前所述，WHO 和各个国家对罕见病都有相应的定义，主要区别在于设定的疾病发病率不同，美国将发病率设定为小于 0.5‰，欧盟将发病率设定为小于 0.5‰，日本将发病率设定为小于 0.4‰，中国台湾则将 0.01‰以下的发病率作为罕见病的标准。目前虽然缺乏全国人口层面的相关发病率信息，但由于我国人口基数大，罕见病患者一定是绝对人口数相当大的。

罕见病中约 80% 是遗传性疾病，通常累及血液、骨骼、神经、肾、呼吸、皮肤等多个器官和系统，至于哪个部位为首发表现，每种罕见病均不一样，由于临床医师普遍缺乏罕见病的专业知识，高误诊、高漏诊、用药难等问题极为常见。为了从根本上预防罕见病和减少罕见病患者，我们必须在国家层面构建新生儿疾病筛查的网络，健全孕前产前检查和疾病筛查制度，努力做到早发现、早诊断，降低包含罕见病在内的新生儿出生缺陷发生率。罕见病之所以缺乏足够的关注，重要的原因之一就是单一罕见疾病发病人数少，导致临床医师认识能力低，决策机构也难给予足够重视，企业更不愿意投入大量资源进行药品研发，却只获得极小的利润，即使某些疾病已有有效的药品，但价格比较昂贵，最终导致罕见病患者难以获得有效诊断和治疗。社会各界的关注非常薄弱，药品种类和治疗手段少而价格高，导致患者和家庭负担沉重。我国已经实现了全面建成小康社会的总体目标，国家正进入高质量发展轨道，在以人民健康为中心的现代化国家建设新征程上，罕见病患者的福祉引起了国家决策层的关注，罕见病的诊治和药品研发也得到了高度重视，越来越多的资源被投入罕见病研究项目上，这为患者明确诊断、获得早期治疗带来曙光。

罕见病分类与编码

　　国际疾病分类（ICD）与代码、手术操作分类与代码、病案首页、医学名词术语等是推进医疗服务规范化、标准化管理的重要基础。《国际疾病分类》是世界各地的卫生专业人员交换卫生信息的一种通用语言，是进行数据统计、确定全球卫生趋势的基础。目前，我国医疗机构正在使用的疾病诊断名称和编码是基于《疾病和有关健康问题的国际统计分类（第10次修订本）》（International Statistical Classification of Diseases and Related Health Problems 10th Revision，ICD-10）。

　　2018年，WHO在第72届世界卫生大会上审议通过了《国际疾病分类第十一次修订本（ICD-11）》（International Classification of Diseases，11th Revision（ICD-11）Geneva：WHO 2018），其中首次纳入起源于中医药的传统医学章节。2018年，国家卫生健康委员会组织世界卫生组织国际分类家族中国合作中心、中华医学会及有关医疗机构专家对WHO公布的《国际疾病分类第十一次修订本（ICD-11）》进行了编译，形成了《国际疾病分类第十一次修订本（ICD-11）中文版》（以下简称ICD-11中文版）。2018年12月21日，国家卫生健康委员会正式发布了《国际疾病分类第十一次修订本（ICD-11）中文版》，其中包含约5.5万个与损伤、疾病及死因有关的代码。疾病名称和统计编码的统一，为实现临床数据规范化管理和数据共享奠定了基础。为了能够在未来的研究中，使罕见病从ICD-10诊断名称和编码顺利地过渡到ICD-11，最大限度地满足未来发展需求，本书将国内中文版和WHO的英文版进行反复比对，形成现有的121种罕见病ICD-11对照名称和编码，供读者参考。

　　鉴于ICD-10疾病诊断名称和编码在我国仍然有效，尤其是2019年国家卫生健康委员会先后启动二级和三级公立医院绩效考核工作时，确定诊断名称和编码统一使用《疾病分类代码国家临床版 2.0》，故本文中所显示的 ICD-10 名称和编码与该绩效考核使用的疾病名称和编码保持一致。

　　在罕见病研究中，Orphanet 于 1997 年在互联网出现之际在法国成立，旨在收集有关罕见疾病的稀缺知识，以改善罕见疾病患者的诊断、护理和治疗。从 2000 年得到欧盟委员会的资助，逐渐发展成为一个数据信息来自于 40 多个国家的数据库，信息来源遍及欧洲和全球。目前，Orphanet 成为罕见病信息的重要参考来源。Orphanet 提供了罕见疾病识别标准，开发并维护了一种独特的、多语言的罕见病命名法（互操作性的关键），每种疾病都分配了一个唯一的 ORPHA 代码（ORPHAcode），并构建了数据库，Orphanet 罕见病命名法便于罕见病领域相互理解，形成稳定的命名法，提高了罕见病在医疗保健和研究领域的知名度；同时又将这种命名法与其他术语相衔接（包括 OMIM、ICD、SNOMED—CT、MedDRA、UMLS、MeSH、GARD），实现了数据库之间信息的互操作性。本书所引用的有关英文名称和相关信息的主要来源均为此数据库。

我国罕见病管理现况

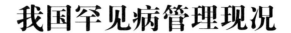

近年来，随着我国经济社会的发展和人民生活水平的提高，特别是党中央、国务院对保障和改善民生的高度重视，罕见病越来越受到社会各界的关注。从顶层设计，到具体实施，连续出台多项举措。

一是罕见病得到政府高度重视。2018 年 5 月，国家卫生健康委员会发布了《关于公布第一批罕见病目录的通知》（国卫医发〔2018〕10 号），国家卫生健康委员会、科学技术部、工业和信息化部、国家药品监督管理局和国家中医药管理局 5 部委联合制定并印发了《第一批罕见病目录》，收录了 121 种罕见病，为各部门开展罕见病相关工作提供了参考。同时会同科技部门加强罕见病相关科技研发，通过新药专项、公益性行业科研专项，以及国家重点研发计划、精准医学重点专项等，加大对罕见病的诊断治疗科研方面推进的力度。2019 年 2 月 11 日国务院常务会议提出对于 21 种罕见病药品和 4 个原料药进口关税给予优惠甚至是减免的政策。

二是罕见病诊疗规范管理。2019 年 2 月，国家卫生健康委员会印发《罕见病诊疗指南（2019 年版）》，对 121 种罕见病的诊疗方法进行了详细介绍，为医务人员提高罕见病诊疗能力提供了权威参考。同时依托行业组织开展相关培训，提高医务人员诊治罕见病的规范化水平。

三是建立罕见病诊疗体系。国家卫生健康委员会于 2019 年 2 月印发《国家卫生健康委办公厅关于建立全国罕见病诊疗协作网的通知》（国卫办医函〔2019〕157 号），组建了罕见病诊疗网络，由国家级牵头医院、省级牵头医院和协作网成员医院组成，全国有 300 多家医院被纳入罕见病诊疗网络，建立畅通完善的协作机制，以充分发挥优质医疗资源的辐射带动作用，提高我国罕见病综合诊疗能力。尤其是通过实施规范的新生儿筛查，构建全国新生儿疾病筛查的网络，不断健全孕前产前检查和疾病筛查制度，按照预防为主、分类施策、稳步推进的原则，努力降低新生儿出生缺陷的发生率，降低罕见病的发生。

四是建立罕见病登记系统。国家卫生健康委员会于2019年10月印发《国家卫生健康委办公厅关于开展罕见病病例诊疗信息登记工作的通知》（国卫办医函〔2019〕775号），建立了我国罕见病病例诊疗信息登记制度。在大数据技术支撑下，通过收集我国罕见病的诊疗、费用、遗传、分布等信息，为研究罕见病流行病学情况、制订人群干预策略、完善诊疗服务体系、提高患者医疗保障水平提供科学依据。做好罕见病病例登记，通过相对集中诊疗和双向转诊，为罕见病患者提供较为高效的诊疗服务，延缓疾病的进展，减轻罕见病患者的痛苦，逐步实现罕见病早发现、早诊断、能治疗、能管理的目标。

五是各方力量在政府的指导和支持下，使政策落地实施。国家卫生健康委员会和民政部、慈善组织和社会组织组建罕见病联盟，开展了补助和救助项目，加强了对罕见病患者及家庭的救助力度，减轻其经济和精神的负担。国家卫生健康委员会还将配合药监部门完善罕见病药品的临床试验工作，配合医保部门做好我国罕见病患者的诊疗保障工作，减轻患者负担。

121 种罕见病详解

罕见病研究进程缓慢，尤其是基于数据的规范研究甚少，这不仅是由于数据难以获得，更重要的原因是数据源不规范统一，严重地制约了我国罕见病在医疗、科研、政策等方面的工作进展。

本书以 2018 年国家卫生健康委员会等 5 部委联合印发的《第一批罕见病目录》为起点（共 121 种），结合国际罕见病研究权威机构（WHO 和 Orphanet 数据库）2012 发布的 6182 种罕见病进行基本比对，亦借助大数据技术手段，对千万例住院患者的诊断信息现况进行比对，梳理了医生对罕见病名称的使用情况。最终对 121 种罕见病在医院诊断中可能使用的中英文名称和匹配的疾病分类编码等基本数据要素关系进行对接。本书 121 种罕见病序号顺序和对应的中文名称与《第一批罕见病目录》保持一致。

第一批罕见病（121种）目录

序号	中文名称	英文名称
1	21-羟化酶缺乏症	21-Hydroxylase Deficiency
2	白化病	Albinism
3	Alport 综合征	Alport Syndrome
4	肌萎缩侧索硬化	Amyotrophic Lateral Sclerosis
5	Angelman 氏症候群（天使综合征）	Angelman Syndrome
6	精氨酸酶缺乏症	Arginase Deficiency
7	热纳综合征（窒息性胸腔失养症）	Asphyxiating Thoracic Dystrophy（Jeune Syndrome）
8	非典型溶血性尿毒综合征	Atypical Hemolytic Uremic Syndrome
9	自身免疫性脑炎	Autoimmune Encephalitis
10	自身免疫性垂体炎	Autoimmune Hypophysitis
11	自身免疫性胰岛素受体病	Autoimmune Insulin Receptopathy（Type B Insulin Resistance）
12	β-酮硫解酶缺乏症	Beta-ketothiolase Deficiency
13	生物素酶缺乏症	Biotinidase Deficiency
14	心脏离子通道病	Cardic Ion Channelopathies
15	原发性肉碱缺乏症	Carnitine Deficiency
16	Castleman 病	Castleman Disease
17	腓骨肌萎缩症	Charcot-Marie-Tooth Disease
18	瓜氨酸血症	Citrullinemia
19	先天性肾上腺发育不良	Congenital Adrenal Hypoplasia
20	先天性高胰岛素性低血糖血症	Congenital Hyperinsulinemic Hypoglycemia
21	先天性肌无力综合征	Congenital Myasthenic Syndrome
22	先天性肌强直（非营养不良性肌强直综合征）	Congenital Myotonia Syndrome（Non-Dystrophic Myotonia, NDM）

续表

序号	中文名称	英文名称
23	先天性脊柱侧弯	Congenital Scoliosis
24	冠状动脉扩张病	Coronary Artery Ectasia
25	先天性纯红细胞再生障碍性贫血	Diamond-Blackfan Anemia
26	Erdheim-Chester 病	Erdheim-Chester Disease
27	法布里病	Fabry Disease
28	家族性地中海热	Familial Mediterranean Fever
29	范可尼贫血	Fanconi Anemia
30	半乳糖血症	Galactosemia
31	戈谢病	Gaucher's Disease
32	全身型重症肌无力	Generalized Myasthenia Gravis
33	Gitelman 综合征	Gitelman Syndrome
34	戊二酸血症 I 型	Glutaric Acidemia Type I
35	糖原累积病（I型、II型）	Glycogen Storage Disease（Type I，II）
36	血友病	Hemophilia
37	肝豆状核变性	Hepatolenticular Degeneration（Wilson Disease）
38	遗传性血管性水肿	Hereditary Angioedema（HAE）
39	遗传性大疱性表皮松解症	Hereditary Epidermolysis Bullosa
40	遗传性果糖不耐受症	Hereditary Fructose Intolerance
41	遗传性低镁血症	Hereditary Hypomagnesemia
42	遗传性多发脑梗死性痴呆	Hereditary Multi-infarct Dementia（Cerebral Autosomal Dominant Arteriopathy with Subcortical Infarcts and Leukoencephalopathy，CADASIL）
43	遗传性痉挛性截瘫	Hereditary Spastic Paraplegia
44	全羧化酶合成酶缺乏症	Holocarboxylase Synthetase Deficiency
45	同型半胱氨酸血症	Homocysteinemia
46	纯合子家族性高胆固醇血症	Homozygous Hypercholesterolemia
47	亨廷顿舞蹈病	Huntington Disease
48	HHH 综合征	Hyperornithinaemia-Hyperammonaemia-Homocitrullinuria Syndrome
49	高苯丙氨酸血症	Hyperphenylalaninemia

续表

序号	中文名称	英文名称
50	低碱性磷酸酶血症	Hypophosphatasia
51	低磷性佝偻病	Hypophosphatemic Rickets
52	特发性心肌病	Idiopathic Cardiomyopathy
53	特发性低促性腺激素性性腺功能减退症	Idiopathic Hypogonadotropic Hypogonadism
54	特发性肺动脉高压	Idiopathic Pulmonary Arterial Hypertension
55	特发性肺纤维化	Idiopathic Pulmonary Fibrosis
56	IgG4 相关性疾病	IgG4-related Disease
57	先天性胆汁酸合成障碍	Inborn Errors of Bile Acid Synthesis
58	异戊酸血症	Isovaleric Acidemia
59	卡尔曼综合征	Kallmann Syndrome
60	朗格汉斯组织细胞增生症	Langerhans Cell Histiocytosis
61	莱伦氏综合征	Laron Syndrome
62	Leber 遗传性视神经病变	Leber Hereditary Optic Neuropathy
63	长链 3- 羟酰基辅酶 A 脱氢酶缺乏症	Long Chain 3-hydroxyacyl-CoA Dehydrogenase Deficiency
64	淋巴管肌瘤病	Lymphangioleiomyomatosis（LAM）
65	赖氨酸尿蛋白不耐受症	Lysinuric Protein Intolerance
66	溶酶体酸性脂肪酶缺乏症	Lysosomal Acid Lipase Deficiency
67	枫糖尿症	Maple Syrup Urine Disease
68	马凡综合征	Marfan Syndrome
69	McCune-Albright 综合征	McCune-Albright Syndrome
70	中链酰基辅酶 A 脱氢酶缺乏症	Medium Chain Acyl-CoA Dehydrogenase Deficiency
71	甲基丙二酸血症	Methylmalonic Academia
72	线粒体脑肌病	Mitochodrial Encephalomyopathy
73	黏多糖贮积症	Mucopolysaccharidosis
74	多灶性运动神经病	Multifocal Motor Neuropathy
75	多种酰基辅酶 A 脱氢酶缺乏症	Multiple Acyl-CoA Dehydrogenase Deficiency
76	多发性硬化	Multiple Sclerosis

续表

序号	中文名称	英文名称
77	多系统萎缩	Multiple System Atrophy
78	肌强直性营养不良	Myotonic Dystrophy
79	N- 乙酰谷氨酸合成酶缺乏症	N-acetylglutamate Synthase Deficiency
80	新生儿糖尿病	Neonatal Diabetes Mellitus
81	视神经脊髓炎	Neuromyelitis Optica
82	尼曼匹克病	Niemann-Pick Disease
83	非综合征性耳聋	Non-Syndromic Deafness
84	Noonan 综合征	Noonan Syndrome
85	鸟氨酸氨甲酰基转移酶缺乏症	Ornithine Transcarbamylase Deficiency
86	成骨不全症（脆骨病）	Osteogenesis Imperfecta（Brittle Bone Disease）
87	帕金森病（青年型、早发型）	Parkinson Disease（Young-onset，Early-onset）
88	阵发性睡眠性血红蛋白尿	Paroxysmal Nocturnal Hemoglobinuria
89	黑斑息肉综合征	Peutz-Jeghers Syndrome
90	苯丙酮尿症	Phenylketonuria
91	POEMS 综合征	POEMS Syndrome
92	卟啉病	Porphyria
93	Prader-Willi 综合征	Prader-Willi Syndrome
94	原发性联合免疫缺陷	Primary Combined Immune Deficiency
95	原发性遗传性肌张力不全	Primary Hereditary Dystonia
96	原发性轻链型淀粉样变	Primary Light Chain Amyloidosis
97	进行性家族性肝内胆汁淤积症	Progressive Familial Intrahepatic Cholestasis
98	进行性肌营养不良	Progressive Muscular Dystrophy
99	丙酸血症	Propionic Acidemia
100	肺泡蛋白沉积症	Pulmonary Alveolar Proteinosis
101	肺囊性纤维化	Pulmonary Cystic Fibrosis
102	视网膜色素变性	Retinitis Pigmentosa
103	视网膜母细胞瘤	Retinoblastoma
104	重症先天性粒细胞缺乏症	Severe Congenital Neutropenia
105	婴儿严重肌阵挛性癫痫（Dravet 综合征）	Severe Myoclonic Epilepsy in Infancy（Dravet Syndrome）

续表

序号	中文名称	英文名称
106	镰刀型细胞贫血病	Sickle Cell Disease
107	Silver-Russell 综合征	Silver-Russell Syndrome
108	谷固醇血症	Sitosterolemia
109	脊髓延髓肌萎缩症（肯尼迪病）	Spinal and Bulbar Muscular Atrophy（Kennedy Disease）
110	脊髓性肌萎缩症	Spinal Muscular Atrophy
111	脊髓小脑性共济失调	Spinocerebellar Ataxia
112	系统性硬化症	Systemic Sclerosis
113	四氢生物蝶呤缺乏症	Tetrahydrobiopterin Deficiency
114	结节性硬化症	Tuberous Sclerosis Complex
115	原发性酪氨酸血症	Tyrosinemia
116	极长链酰基辅酶 A 脱氢酶缺乏症	Very Long Chain Acyl-CoA Dehydrogenase Deficiency
117	威廉姆斯综合征	Williams Syndrome
118	湿疹血小板减少伴免疫缺陷综合征	Wiskott-Aldrich Syndrome
119	X- 连锁无丙种球蛋白血症	X-linked Agammaglobulinemia
120	X- 连锁肾上腺脑白质营养不良	X-linked Adrenoleukodystrophy
121	X- 连锁淋巴增生症	X-linked Lymphoproliferative Disease

21- 羟化酶缺乏症

1.1　疾病释义

21- 羟化酶缺乏症（21-hydroxylase deficiency，21-OHD）是最常见的先天性肾上腺皮质增生症（congenital adrenal hyperplasia，CAH）类型，是由于编码 21- 羟化酶的 *CYP21A2* 基因缺陷导致肾上腺皮质类固醇激素合成障碍的一种先天性疾病，呈常染色体隐性遗传。由于 21- 羟化酶缺乏导致肾上腺糖皮质和（或）盐皮质类固醇减少，促肾上腺皮质激素（ACTH）和雄激素分泌增多，引起水和电解质代谢紊乱、女性男性化，以及雄激素增高的一系列临床症状。

1.2　中文名称

21- 羟化酶缺乏症
先天性肾上腺皮质增生症

1.3　英文名称

21-hydroxyulase deficiency，21-OHD
congenital adrenal hyperplasia，CAH

1.4　疾病编码

1.4.1　ICD-10 疾病编码与名称
E25.000x013　21- 羟化酶缺乏症
E25.004　　　　先天性肾上腺皮质增生症
1.4.2　ICD-11 疾病编码与名称
5A71.01　　先天性肾上腺增生

1.4.3 ORPHA 代码

ORPHA：90794 Classic congenital adrenal hyperplasia due to 21-hydroxylase deficiency

白 化 病

2.1 疾病释义

白化病（albinism）是由于不同基因的突变，导致黑色素或黑色素体生物合成缺陷，从而表现为皮肤、毛发、眼睛等部位色素缺乏的一种常染色体隐性遗传性皮肤病。由于眼部缺乏色素，患者多伴有畏光症状，夜间活动相对舒适，所以民间又称之为"月亮的孩子"。根据临床表现和所涉及基因的不同，白化病可分为非综合征型白化病和综合征型白化病两大类。其中，非综合征型白化病又包括眼、皮肤、毛发均有色素缺乏的眼皮肤白化病（oculocutaneous albinism，OCA）和仅眼部色素缺乏的眼白化病（ocular albinism，OA）。目前，已鉴定出18 种白化病亚型及其致病基因。

2.2 中文名称

白化病
眼皮肤白化病
眼白化病

2.3 英文名称

albinism
minimal pigment oculocutaneous albinism type 1
oculocutaneous albinism，OCA
ocular albinism，OA

2.4　疾病编码

2.4.1　ICD-10 疾病编码与名称

E70.300　白化病

2.4.2　ICD-11 疾病编码与名称

EC23.2　白化病或其他特指的遗传性色素减退性疾病

EC23.20　眼皮肤白化病

2.4.3　ORPHA 代码

ORPHA：918　　　ABCD syndrome

ORPHA：352734　Minimal pigment oculocutaneous albinism type 1

Alport 综合征

3.1　疾病释义

　　Alport 综合征（Alport syndrome）（亦称：奥尔波特综合征）是一种遗传性胶原病，为编码Ⅳ型胶原蛋白 α-3 链、α-4 链和 α-5 链的基因 *COL4An*（*n*=3、4、5）突变导致的基底膜病变，由于是编码肾小球基底膜Ⅳ型胶原 α 链的基因突变所导致的以肾受损为主的疾病，也称为遗传性进行性肾病，此病患者最终会出现肾衰竭（尿毒症），部分患者还会出现耳聋、眼部异常。以往曾有人称此病为"眼 - 耳 - 肾综合征"，随着对疾病的认识，现已弃用该名称。Alport 是最初命名此病的医生的名字，英文也有写成 Alport's syndrome 者。

3.2　中文名称

　　Alport 综合征
　　奥尔波特综合征
　　遗传性进行性肾病
　　眼 - 耳 - 肾综合征

3.3　英文名称

　　Alport syndrome
　　Alport's syndrome

3.4　疾病编码

3.4.1　ICD-10 疾病编码与名称
　　Q87.801　奥尔波特综合征

3.4.2 ICD-11 疾病编码与名称

GB4Y　其他特指的肾小球疾病

3.4.3 ORPHA 代码

ORPHA：63　Alport syndrome

肌萎缩侧索硬化

序号 4

4.1 疾病释义

肌萎缩侧索硬化（amyotrophic lateral sclerosis，ALS）是一种进行性神经系统变性疾病，主要累及大脑皮质、脑干和脊髓运动神经元。肌萎缩侧索硬化的主要临床表现为进行性肌肉无力和萎缩、饮水呛咳、吞咽困难和构音不清等，疾病后期出现呼吸困难。肌萎缩侧索硬化是运动神经元病最常见的类型，占80%以上。运动神经元病按照病变累及的部位共分为 4 个类型，包括肌萎缩侧索硬化、进行性肌萎缩、进行性球麻痹和原发性侧索硬化症。运动神经元病的预后因不同的疾病类型和发病年龄而异，其中原发性侧索硬化症进展缓慢，一般中老年发病，生存期通常为 3 ~ 5 年。

4.2 中文名称

肌萎缩侧索硬化
运动神经元病

4.3 英文名称

amyotrophic lateral sclerosis，ALS
motor neuron disease

4.4 疾病编码

4.4.1 ICD-10 疾病编码与名称
G12.201 肌萎缩侧索硬化症（ALS）

4.4.2 ICD-11 疾病编码与名称
8B60.0 肌萎缩侧索硬化

7

8B60.5　肌萎缩侧索硬化叠加综合征

4.4.3　ORPHA 代码

ORPHA：803　Motor neuron disease

Angelman 氏症候群（天使综合征） 序号 5

5.1 疾病释义

Angelman 氏症候群（天使综合征）（Angelman syndrome，AS）又称"快乐木偶综合征"，是一种由于母源 15q11-13 染色体区域的 *UBE3A* 基因表达异常或功能缺陷引发的神经发育障碍性疾病。主要表现为严重智力障碍和独特的面部特征，语言缺乏，癫痫发作，步态和平衡功能异常。

5.2 中文名称

Angelman 氏症候群
Angelman 综合征
天使综合征
快乐木偶综合征

5.3 英文名称

Angelman syndrome

5.4 疾病编码

5.4.1 ICD-10 疾病编码与名称
Q93.501　天使综合征

5.4.2 ICD-11 疾病编码与名称
LD90.0　Angelman 氏症候群（天使综合征）

5.4.3 ORPHA 代码
ORPHA：72　Angelman syndrome

精氨酸酶缺乏症

6.1 疾病释义

精氨酸酶缺乏症（arginase deficiency）是精氨酸酶 1（arginase 1，AI）缺陷引起的尿素循环代谢障碍性疾病，是一种常染色体隐性遗传病，也称精氨酸血症或高精氨酸血症，在新生儿至学龄期发病，主要导致进行性脑损害及肝损害，患者临床表现复杂多样，轻重不一，缺乏特异性。

6.2 中文名称

精氨酸酶缺乏症
精氨酸血症
高精氨酸血症

6.3 英文名称

arginase deficiency
hyperargininemia

6.4 疾病编码

6.4.1 ICD-10 疾病编码与名称
E72.200x011　精氨酸酶缺乏症

6.4.2 ICD-11 疾病编码与名称
5C50.A2　精氨酸血症

6.4.3 ORPHA 代码
ORPHA：90　Argininemia

热纳综合征（窒息性胸腔失养症） 序号 7

7.1 疾病释义

热纳综合征（Jeune syndrome，JS）也称窒息性胸腔失养症（asphyxiating thoracic dystrophy），是一种罕见的常染色体隐性遗传病，主要表现为胸廓、肋骨、盆骨、四肢的形态异常及多指（趾）等先天性骨骼畸形，也可发生肾、肝、胰腺和视网膜异常。罹患此病的患儿由于胸腔狭小，肺的发育会受到严重影响，有时可出现危及生命的心肺功能衰竭。

7.2 中文名称

热纳综合征
窒息性胸腔失养症

7.3 英文名称

Jeune syndrome，JS
asphyxiating thoracic dystrophy

7.4 疾病编码

7.4.1 ICD-10 疾病编码与名称
Q77.201 窒息性胸廓发育不良
7.4.2 ICD-11 疾病编码与名称
LD24.B1 窒息性胸廓营养不良
7.4.3 ORPHA 代码
ORPHA：474 Jeune syndrome

11

非典型溶血性尿毒综合征

8.1 疾病释义

非典型溶血性尿毒综合征（atypical hemolytic uremic syndrome，aHUS）的主要病因为先天性或获得性补体旁路异常，特别是补体旁路调节蛋白的异常。属于全身性血栓性微血管病，以微血管病性溶血性贫血、消耗性血小板减少及急性肾衰竭为特点，是一种急性、危重性疾病，预后差，急性期病死率高，许多患者发展为终末期肾病，需要长期进行肾透析治疗。非典型溶血性尿毒综合征常见于儿童，也可发生于成人。该病是儿童期急性肾衰竭的常见病因之一。由产志贺毒素的大肠埃希菌所致者，称典型溶血性尿毒症综合征；其他病因所致者称非典型溶血性尿毒症综合征（atypical hemolytic uremic syndrome，aHUS）。

8.2 中文名称

非典型溶血性尿毒综合征

非典型溶血性尿毒症

溶血尿毒综合征

溶血 - 尿毒症综合征

8.3 英文名称

atypical hemolytic uremic syndrome，aHUS

hemolytic uremic syndrome

8.4 疾病编码

8.4.1 ICD-10 疾病编码与名称

D59.300x002 非典型溶血性尿毒症

8.4.2　ICD-11 疾病编码与名称

3A21.2　溶血尿毒症综合征

8.4.3　ORPHA 代码

ORPHA：2134　Atypical hemolytic uremic syndrome

自身免疫性脑炎

9.1 疾病释义

自身免疫性脑炎（autoimmune encephalitis，AE）是由抗神经元的自身抗体介导的中枢神经系统免疫性疾病。部分自身免疫性脑炎患者合并良性或者恶性肿瘤，称为肿瘤相关的自身免疫性脑炎或者副肿瘤性自身免疫性脑炎。急性播散性脑脊髓炎、Bickerstaff 脑干脑炎、自身免疫性小脑炎等也属于广义的自身免疫性脑炎范畴。该病从儿童到成年均可以发病，年发病率在 10/10 万左右，占脑炎病例的 10% ～ 20%。抗 N- 甲基 -D- 天冬氨酸受体脑炎是自身免疫性脑炎的最主要类型，约占自身免疫性脑炎病例的 70%。

9.2 中文名称

自身免疫性脑炎
典型的副肿瘤性边缘性脑炎
肿瘤相关的自身免疫性脑炎
副肿瘤性自身免疫性脑炎

9.3 英文名称

autoimmune encephalitis，AE
paraneoplastic or autoimmune disorders of the central nervous system，brain or spinal cord

9.4 疾病编码

9.4.1 ICD-10 疾病编码与名称

G93.400x008　自身免疫相关性脑病

9.4.2 ICD-11 疾病编码与名称

8E4A.0 中枢神经系统（脑或脊髓）的副肿瘤性或自身免疫病

9.4.3 ORPHA 代码

ORPHA：163898 Classic paraneoplastic limbic encephalitis

自身免疫性垂体炎

10.1 疾病释义

自身免疫性垂体炎（autoimmune hypophysitis，AH）是一种自身免疫介导的炎症侵犯垂体及其邻近器官的罕见疾病。临床上分为原发性 AH 和继发性 AH。原发性 AH 按其组织学特点分为淋巴细胞性垂体炎（lymphocytic hypophysitis，LYH，最为常见）、肉芽肿性垂体炎（granulomatous hypophysitis，GHy）、黄瘤病性垂体炎（xanthomatous hypophysitis，XaHy）、坏死性垂体炎、IgG4 相关垂体炎（IgG4 related hypophysitis）、混合性垂体炎。继发性 AH 包含：系统性疾病，如大动脉炎、朗格汉斯细胞组织细胞增生症、克罗恩病、结节病、肉芽肿性血管炎、梅毒、结核等造成的垂体受累；局灶性病变，如垂体瘤、颅内生殖细胞肿瘤、Rathke's 囊肿破裂、颅咽管瘤、炎性假瘤等所致的垂体炎症；继发于细菌、病毒、真菌等感染性疾病的垂体炎及继发于药物（如干扰素、CTLA-4 封闭抗体）使用等出现的垂体炎症表现。AH 患者临床上表现为腺垂体功能减低、中枢性尿崩症，甚至出现下丘脑功能障碍相关临床表现。

10.2 中文名称

自身免疫性垂体炎

10.3 英文名称

autoimmune hypophysitis，AH
primary hypophysitis

10.4　疾病编码

10.4.1　ICD-10 疾病编码与名称
E23.600x022　自身免疫性垂体炎

10.4.2　ICD-11 疾病编码与名称
5B00　自身免疫性多内分泌腺病

10.4.3　ORPHA 代码
ORPHA：95506　Primary hypophysitis

自身免疫性胰岛素受体病

11.1 疾病释义

自身免疫性胰岛素受体病（autoimmune insulin receptopathy，AIR），又称 B 型胰岛素抵抗（type B insulin resistance，TBIR）综合征，是一种特殊类型的、自身免疫性的胰岛素抵抗状态，其特征为循环中出现胰岛素受体自身多克隆 IgG 抗体（insulin receptor auto-antibody，IRA）。本病区别于胰岛素受体基因缺陷所致的极度胰岛素抵抗（即 A 型胰岛素抵抗）和形成胰岛素自身抗体所致的胰岛素自身抗体综合征。AIR 临床极为罕见，多发于非洲裔美国女性。

11.2 中文名称

自身免疫性胰岛素受体病

B 型胰岛素抵抗（TBIR）综合征

11.3 英文名称

autoimmune insulin receptopathy，AIR

type B insulin resistance syndromes，TBIR

11.4 疾病编码

11.4.1 ICD-10 疾病编码与名称

E16.800x041　自身免疫性胰岛素受体病

11.4.2 ICD-11 疾病编码与名称

5A44　胰岛素抵抗综合征

11.4.3 ORPHA 代码

ORPHA：2298　Insulin-resistance syndrome type B

β- 酮硫解酶缺乏症

序号 12

12.1　疾病释义

β- 酮硫解酶缺乏症（β-ketothiolase deficiency）又称线粒体乙酰乙酰辅酶 A 硫解酶（T2）缺乏症（mitochondrial acetoacetyl-CoA thiolase [3-oxothiolase] deficiency），是一种罕见的常染色体隐性遗传病。β- 酮硫解酶缺乏导致异亮氨酸分解代谢障碍及酮体代谢障碍，尿液 2- 甲基 -3 羟基丁酸显著增高，因此又称为 2- 甲基 -3- 羟基丁酸尿症。

12.2　中文名称

β- 酮硫解酶缺乏症

线粒体乙酰乙酰辅酶 A 硫解酶缺乏症

2- 甲基 -3- 羟基丁酸尿症

12.3　英文名称

β-ketothiolase deficiency，BKD

beta-ketothiolase deficiency

12.4　疾病编码

12.4.1　ICD-10 疾病编码与名称

E88.800x021 β- 酮硫解酶缺乏症

12.4.2　ICD-11 疾病编码与名称

5C50.DY　其他特指的支链氨基酸代谢紊乱

12.4.3　ORPHA 代码

ORPHA：134　Beta-ketothiolase deficiency

19

生物素酶缺乏症

13.1 疾病释义

生物素酶缺乏症（biotinidase deficiency，BTDD）是生物素酶基因（biotinidase，BTD）突变导致的一种罕见遗传代谢病，由于食物中的生物素在肠道不能被有效吸收并转运到血液，体内生物素缺乏，导致多种物质代谢紊乱，出现脑、皮肤、黏膜、免疫系统等多组织损害，主要表现为神经系统、皮肤、黏膜及免疫、呼吸、消化系统损坏。生物素酶缺乏症患者轻重缓急不同，可在各个年龄段发病，婴幼儿期多见。

13.2 中文名称

生物素酶缺乏症
生物素依赖羧化酶缺乏

13.3 英文名称

biotinidase deficiency，BTDD

13.4 疾病编码

13.4.1 ICD-10 疾病编码与名称
D81.800x002　生物素酶缺乏症

13.4.2 ICD-11 疾病编码与名称
5B5G　生物素缺乏

13.4.3 ORPHA 代码
ORPHA：79241　Biotinidase deficiency

心脏离子通道病

14.1　疾病释义

心脏离子通道病（cardic ion channelopathies，CICP）是由于编码心肌细胞膜离子通道的基因发生突变导致离子通道功能异常，临床表现为心律失常的一组临床综合征。CICP 可分为遗传性 CICP 和获得性 CICP 两大类。先天性或遗传性心脏离子通道病是一种常染色体显性遗传疾病，部分也可以是由后天获得性因素引起。遗传性 CICP 是由心脏特定的基因缺陷而导致的疾病，如长 QT 综合征（long QT syndrome，LQTS）、短 QT 综合征（short QT syndrome，SQTS）、Brugada 综合征（Brugada syndrome，BrS）、儿茶酚胺敏感型多形性室性心动过速（catecholaminergic polymorphic ventricular tachycardia，CPVT）等。该类疾病能引起多种恶性心律失常，最终导致患者晕厥，心搏骤停，甚至心源性猝死。这些疾病发病率不高，但合并的心律失常多为恶性，病死率高，发病年龄较轻，临床容易发生误诊与漏诊或治疗不充分。对患者进行早期正确诊断和精准的预防和治疗可能给其带来长期的生存，具有重要的临床意义。

14.2　中文名称

心脏离子通道病
致心律失常性右心室心肌病

14.3　英文名称

cardic ion channelopathies，CICP
arrhythmogenic right ventricular cardiomypathy，ARVC

21

14.4　疾病编码

14.4.1　ICD-10 疾病编码与名称

Q89.901　离子通道病

14.4.2　ICD-11 疾病编码与名称

BC43.6　致心律失常性心肌病

BC65.0　长 QT 综合征

BC65.1　Brugada 综合征

BC65.2　短 QT 综合征

BC65.3　早期复极综合征

BC65.5　儿茶酚胺源性多形性室性心动过速

MH11　婴儿猝死综合征

MH11.Z　婴儿猝死综合征，未特指的

14.4.3　ORPHA 代码

ORPHA：247　Arrhythmogenic right ventricular cardiomyopathy

原发性肉碱缺乏症

序号 15

15.1　疾病释义

原发性肉碱缺乏症（primary carnitine deficiency）又称肉碱转运障碍或肉碱摄取障碍，是一种常染色体隐性遗传代谢病，是由于细胞膜上与肉碱高亲和力的肉碱转运蛋白基因突变所致的一种脂肪酸 β 氧化代谢病，致病基因为溶质载体家族蛋白 22 成员 5 基因。患者临床表现为血浆肉碱水平明显降低及组织细胞内肉碱缺乏，引起心脏、骨骼肌、肝等多器官损害，缺乏特异性，可以在新生儿到成年各个年龄发病，轻重急缓不同。

15.2　中文名称

原发性肉碱缺乏症

肉碱转运障碍

肉碱摄取障碍

15.3　英文名称

primary carnitine deficiency

15.4　疾病编码

15.4.1　ICD-10 疾病编码与名称

E71.302　原发性肉碱缺乏症

15.4.2　ICD-11 疾病编码与名称

5C52.00　肉碱运输或循环障碍

15.4.3　ORPHA 代码

ORPHA：158　Systemic primary carnitine deficiency

序号 16

Castleman 病

16.1 疾病释义

Castleman 病（Castleman's disease，CD）（卡斯尔门氏病），又称巨大淋巴结病或血管滤泡性淋巴结增生症，是一种较为少见的淋巴组织增生性疾病，可发生于任何年龄。诊断依赖组织病理检查。根据肿大淋巴结分布和器官受累不同，CD 分为单中心型 CD（unicentric CD，UCD）和多中心型 CD（multicentric CD，MCD）。前者常发生于 20 ～ 30 岁人群，往往仅累及单个淋巴结区域，相关症状较轻，外科治疗效果良好；后者多发生于 40 ～ 60 岁人群，可累及多个淋巴结区域，有较为明显的全身症状，预后较差。

16.2 中文名称

Castleman 病

卡斯尔门氏病

血管滤泡性淋巴结增生症

巨大淋巴结病

16.3 英文名称

Castleman disease，CD

16.4 疾病编码

16.4.1 ICD-10 疾病编码与名称

D47.700x007　Castleman 病

16.4.2 ICD-11 疾病编码与名称

4B2Y　其他特指的涉及免疫系统的疾病

16.4.3　ORPHA 代码

ORPHA：93682　Castleman disease（CD）

腓骨肌萎缩症

17.1　疾病释义

腓骨肌萎缩症（Charcot-Marie-Tooth disease，CMT）也称为遗传性运动感觉神经病，是一组遗传性周围神经病，遗传方式分为常染色体显性遗传、常染色体隐性遗传和 X 连锁隐性遗传等，是由不同基因变异导致的以四肢远端肌肉萎缩和无力为突出表现的一组遗传性周围神经病。该病分为 5 大类型：CMT1-4、CMTX、CMT5-7、dHMN（远端型遗传性运动神经病）、HNPP（遗传压迫易感周围神经病）。每个类型又细分出许多亚型，在每个亚型中，不同字母代表不同基因突变（如 CMT1A、CMT1B），其中腓骨肌萎缩症 1 型为脱髓鞘型神经病，腓骨肌萎缩症 2 型为轴索型神经病，腓骨肌萎缩症 3 型为先天性髓鞘型神经病，腓骨肌萎缩症 X 型为性连锁遗传的周围神经病，腓骨肌萎缩症 4 型为隐性遗传性脱髓鞘型神经病。腓骨肌萎缩症的 1 型和 2 型，以及 X 型占腓骨肌萎缩症的绝大部分，腓骨肌萎缩症 3 型和 4 型只占腓骨肌萎缩症的很小比例。其主要特点为慢性进行性、与周围神经长度相关的运动及感觉神经病，最常见表现为下肢起病的、缓慢进展的肢体远端肌肉萎缩、无力和感觉缺失。

17.2　中文名称

腓骨肌萎缩症
遗传性运动感觉神经病

17.3　英文名称

Charcot-Maric-Tooth disease，CMT

17.4 疾病编码

17.4.1 ICD-10 疾病编码与名称

G60.003 腓骨肌萎缩症

17.4.2 ICD-11 疾病编码与名称

8C20.0 Charcot-Marie-Tooth 病 I 型脱髓鞘型

8C20.1 Charcot-Marie-Tooth 病 II 型轴索型

8C20.2 中间型 Charcot-Marie-Tooth 病

8C20 遗传性运动或感觉神经病

17.4.3 ORPHA 代码

ORPHA：64746 （Group of disorders）Autosomal dominant Charcot-Marie-Tooth disease type 2

ORPHA：99946 （Disorder）Autosomal dominant Charcot-Marie-Tooth disease type 2A1

ORPHA：99947 （Disorder）Autosomal dominant Charcot-Marie-Tooth disease type 2A2

ORPHA：99936 （Disorder）Autosomal dominant Charcot-Marie-Tooth disease type 2B

ORPHA：99937 （Disorder）Autosomal dominant Charcot-Marie-Tooth disease type 2C

ORPHA：99938 （Disorder）Autosomal dominant Charcot-Marie-Tooth disease type 2D

ORPHA：521414 （Disorder）Autosomal dominant Charcot-Marie-Tooth disease type 2DD

ORPHA：99939 （Disorder）Autosomal dominant Charcot-Marie-Tooth disease type 2E

ORPHA：99940 （Disorder）Autosomal dominant Charcot-Marie-Tooth disease type 2F

ORPHA：99941 （Disorder）Autosomal dominant Charcot-Marie-Tooth disease type 2G

ORPHA：99942 （Disorder）Autosomal dominant Charcot-Marie-Tooth disease type 2I

ORPHA：99943 （Disorder）Autosomal dominant Charcot-Marie-Tooth disease type 2J

ORPHA：99944　　（Disorder）Autosomal dominant Charcot-Marie-Tooth disease type 2K

ORPHA：99945　　（Disorder）Autosomal dominant Charcot-Marie-Tooth disease type 2L

ORPHA：228179　（Disorder）Autosomal dominant Charcot-Marie-Tooth disease type 2M

ORPHA：228174　（Disorder）Autosomal dominant Charcot-Marie-Tooth disease type 2N

ORPHA：284232　（Disorder）Autosomal dominant Charcot-Marie-Tooth disease type 2O

ORPHA：329258　（Disorder）Autosomal dominant Charcot-Marie-Tooth disease type 2Q

ORPHA：397735　（Disorder）Autosomal dominant Charcot-Marie-Tooth disease type 2U

ORPHA：447964　（Disorder）Autosomal dominant Charcot-Marie-Tooth disease type 2V

ORPHA：488333　（Disorder）Autosomal dominant Charcot-Marie-Tooth disease type 2W

ORPHA：435387　（Disorder）Autosomal dominant Charcot-Marie-Tooth disease type 2Y

ORPHA：466768　（Disorder）Autosomal dominant Charcot-Marie-Tooth disease type 2Z

ORPHA：487814　（Disorder）Autosomal dominant Charcot-Marie-Tooth disease type 2 due to DGAT2 mutation

ORPHA：324611　（Disorder）Autosomal dominant Charcot-Marie-Tooth disease type 2 due to KIF5A mutation

ORPHA：435819　（Disorder）Autosomal dominant Charcot-Marie-Tooth disease type 2 due to TFG mutation

ORPHA：401964　（Disorder）Autosomal dominant Charcot-Marie-Tooth disease type 2 with giant axons

ORPHA：90114　　（Group of disorders）Autosomal dominant intermediate Charcot-Marie-Tooth disease

ORPHA：100043　（Disorder）Autosomal dominant intermediate Charcot-Marie-Tooth disease type A

ORPHA：100044　（Disorder）Autosomal dominant intermediate Charcot-Marie-Tooth disease type B

ORPHA：100045　（Disorder）Autosomal dominant intermediate Charcot-Marie-Tooth disease type C

ORPHA：100046　（Disorder）Autosomal dominant intermediate Charcot-Marie-Tooth disease type D

ORPHA：93114　（Disorder）Autosomal dominant intermediate Charcot-Marie-Tooth disease type E

ORPHA：352670　（Disorder）Autosomal dominant intermediate Charcot-Marie-Tooth disease type F

ORPHA：324585　（Disorder）Autosomal dominant intermediate Charcot-Marie-Tooth disease with neuropathic pain

ORPHA：466775　（Disorder）Autosomal recessive Charcot-Marie-Tooth disease type 2X

ORPHA：101097　（Disorder）Autosomal recessive Charcot-Marie-Tooth disease with hoarseness

ORPHA：521411　（Disorder）Autosomal recessive axonal Charcot-Marie-Tooth disease due to copper metabolism defect

ORPHA：91024　（Group of disorders）Autosomal recessive axonal hereditary motor and sensory neuropathy

ORPHA：324442　（Disorder）Autosomal recessive axonal neuropathy with neuromyotonia

ORPHA：268337　（Group of disorders）Autosomal recessive intermediate Charcot-Marie-Tooth disease

ORPHA：217055　（Disorder）Autosomal recessive intermediate Charcot-Marie-Tooth disease type A

ORPHA：254334　（Disorder）Autosomal recessive intermediate Charcot-Marie-Tooth disease type B

ORPHA：369867　（Disorder）Autosomal recessive intermediate Charcot-Marie-Tooth disease type C

ORPHA：435998　（Disorder）Autosomal recessive intermediate Charcot-Marie-Tooth disease type D

ORPHA：476109　（Group of disorders）Axonal hereditary motor and sensory neuropathy

ORPHA：65753　（Group of disorders）Charcot-Marie-Tooth disease type 1

ORPHA：101081　（Disorder）Charcot-Marie-Tooth disease type 1A

ORPHA：101082　（Disorder）Charcot-Marie-Tooth disease type 1B

ORPHA：101083　（Disorder）Charcot-Marie-Tooth disease type 1C

ORPHA：101084　（Disorder）Charcot-Marie-Tooth disease type 1D

ORPHA：90658　（Disorder）Charcot-Marie-Tooth disease type 1E

ORPHA：101085　（Disorder）Charcot-Marie-Tooth disease type 1F

ORPHA：98856　（Disorder）Charcot-Marie-Tooth disease type 2B1

ORPHA：101101　（Disorder）Charcot-Marie-Tooth disease type 2B2

ORPHA：228374　（Disorder）Charcot-Marie-Tooth disease type 2B5

ORPHA：101102　（Disorder）Charcot-Marie-Tooth disease type 2H

ORPHA：300319　（Disorder）Charcot-Marie-Tooth disease type 2P

ORPHA：397968　（Disorder）Charcot-Marie-Tooth disease type 2R

ORPHA：443073　（Disorder）Charcot-Marie-Tooth disease type 2S

ORPHA：495274　（Disorder）Charcot-Marie-Tooth disease type 2T

ORPHA：64749　（Group of disorders）Charcot-Marie-Tooth disease type 4

ORPHA：99948　（Disorder）Charcot-Marie-Tooth disease type 4A

ORPHA：99955　（Disorder）Charcot-Marie-Tooth disease type 4B1

ORPHA：99956　（Disorder）Charcot-Marie-Tooth disease type 4B2

ORPHA：363981　（Disorder）Charcot-Marie-Tooth disease type 4B3

ORPHA：99949　（Disorder）Charcot-Marie-Tooth disease type 4C

ORPHA：99950　（Disorder）Charcot-Marie-Tooth disease type 4D

ORPHA：99951　（Disorder）Charcot-Marie-Tooth disease type 4E

ORPHA：99952　（Disorder）Charcot-Marie-Tooth disease type 4F

ORPHA：99953　（Disorder）Charcot-Marie-Tooth disease type 4G

ORPHA：99954　（Disorder）Charcot-Marie-Tooth disease type 4H

ORPHA：139515　（Disorder）Charcot-Marie-Tooth disease type 4J

ORPHA：90103　（Disorder）Charcot-Marie-Tooth disease-deafness-intellectual disability syndrome

ORPHA：166　（Group of disorders）Charcot-Marie-Tooth disease/Hereditary motor and sensory neuropathy

ORPHA：443950　（Disorder）DNAJB2-related Charcot-Marie-Tooth disease type 2

ORPHA：64748　（Disorder）Dejerine-Sottas syndrome

ORPHA：476116　（Group of disorders）Demyelinating hereditary motor and sensory neuropathy

ORPHA：64751　（Disorder）Hereditary motor and sensory neuropathy type 5

ORPHA：90120　（Disorder）Hereditary motor and sensory neuropathy type 6

ORPHA：90119　（Disorder）Hereditary motor and sensory neuropathy with acrodystrophy

ORPHA：90117　（Disorder）Hereditary motor and sensory neuropathy, Okinawa type

ORPHA：476123　（Group of disorders）Intermediate Charcot-Marie-Tooth disease

ORPHA：497757　（Disorder）MME-related autosomal dominant Charcot-Marie-Tooth disease type 2

ORPHA：476394　（Disorder）PMP2-related Charcot-Marie-Tooth disease type 1

ORPHA：538574　（Disorder）Palmoplantar keratoderma-hereditary motor and sensory neuropathy syndrome

ORPHA：391351　（Disorder）SURF1-related Charcot-Marie-Tooth disease type 4

ORPHA：90118　（Disorder）Severe early-onset axonal neuropathy due to MFN2 deficiency

ORPHA：64747　（Group of disorders）X-linked Charcot-Marie-Tooth disease

ORPHA：101075　（Disorder）X-linked Charcot-Marie-Tooth disease type 1

ORPHA：101076　（Disorder）X-linked Charcot-Marie-Tooth disease type 2

ORPHA：101077　（Disorder）X-linked Charcot-Marie-Tooth disease type 3

ORPHA：101078　（Disorder）X-linked Charcot-Marie-Tooth disease type 4

ORPHA：99014　（Disorder）X-linked Charcot-Marie-Tooth disease type 5

ORPHA：352675　（Disorder）X-linked Charcot-Marie-Tooth disease type 6

瓜氨酸血症

18.1 疾病释义

瓜氨酸血症（citrullinemia）分为瓜氨酸血症 I 型（citrullinemia，Cit-I）和瓜氨酸血症 II 型（citrullinemia，Cit-II），均属于常染色体隐性遗传的尿素循环障碍性疾病。瓜氨酸血症 I 型是由于精氨酸琥珀酸合成酶（argininosuccinate synthetase，ASS）基因突变所致，*ASS1* 基因（定位在 9p34.11）突变使酶的功能缺陷，导致氨在体内蓄积，出现高氨血症，瓜氨酸及其他尿素循环的副产物在血液、尿液及脑脊液中蓄积，引起一系列的毒性损害，造成惊厥甚至昏迷等一系列临床表征，严重时导致脑水肿危及生命。瓜氨酸血症 II 型是由于编码希特林蛋白（Citrin）的 *SLC25A13* 基因（定位在 7q21.3）突变所致的遗传代谢病，位于肝细胞线粒体内膜上的一种载体蛋白，即天冬氨酸 / 谷氨酸载体蛋白，引起尿素循环及 NADH 的转运障碍和相关代谢紊乱。成人发病患者称为成人发作的瓜氨酸血症 II 型（adult onset citrullinemia type II，CTLN2），1 岁内发病则称为希特林蛋白缺陷导致的新生儿肝内胆汁淤积症（neonatal intrahepatic cholestasis caused by citrin deficiency，NICCD），二者为 Citrin 缺乏症在不同年龄的两种不同表型。

18.2 中文名称

瓜氨酸血症
希特林蛋白缺乏症

18.3 英文名称

citrullinemia
citrin deficiency

18.4 疾病编码

18.4.1 ICD-10 疾病编码与名称

E72.202 瓜氨酸血症

18.4.2 ICD-11 疾病编码与名称

5C50.A3 瓜氨酸血症

18.4.3 ORPHA 代码

ORPHA：187 Citrullinemia

先天性肾上腺发育不良

19.1 疾病释义

先天性肾上腺发育不良（congenital adrenal hypoplasia，adrenal hypoplasia congenital，AHC）是一种 X 染色体连锁隐性遗传病，由核受体 0 亚科 B 组成员 1 基因突变（也称为 *NR0B1* 基因）导致其编码的一种核受体蛋白异常，即 X 染色体剂量敏感性逆转肾上腺发育不全临界区 1 异常而发病，主要在下丘脑、垂体、肾上腺及性腺中表达，影响类固醇激素的合成及相关器官发育，多为男性发病，影响肾上腺皮质和性腺发育及功能，并可危及生命。

19.2 中文名称

先天性肾上腺发育不良

19.3 英文名称

congenital adrenal hypoplasia

adrenal hypoplasia congenital，AHC

19.4 疾病编码

19.4.1 ICD-10 疾病编码与名称

E25.000x015　先天性肾上腺发育不良

19.4.2 ICD-11 疾病编码与名称

LC80　先天性肾上腺发育不良

19.4.3 ORPHA 代码

ORPHA：595337　Adrenal hypoplasia congenita

先天性高胰岛素性低血糖血症

20.1 疾病释义

先天性高胰岛素性低血糖血症（congenital hyperinsulinemic hypoglycemia，CHI），也称先天性高胰岛素血症（congenital hyperinsulinism），是一种罕见的内分泌疾病，由多种病因导致低血糖状态下不恰当的胰岛素分泌而致，是婴幼儿和儿童持续性低血糖最常见的原因，需迅速积极治疗，以避免神经系统后遗症。先天性高胰岛素性低血糖血症是一种遗传异质性疾病，其基因型和表现型复杂多样，迄今已发现了 14 种基因与先天性高胰岛素性低血糖血症的发病有关，其中 *ABCC8* 和 *KCNJ11* 基因突变导致的 ATP 敏感性钾离子通道型先天性高胰岛素性低血糖血症（K_{ATP}-HI）是先天性高胰岛素性低血糖血症最常见的类型。

20.2 中文名称

先天性高胰岛素性低血糖血症
先天性高胰岛素血症

20.3 英文名称

congenital hyperinsulinemic hypoglycemia，CHI
congenital hyperinsulinism

20.4 疾病编码

20.4.1 ICD-10 疾病编码与名称

E16.100x021 先天性高胰岛素性低血糖血症

20.4.2　ICD-11 疾病编码与名称

5A45　　　婴儿持续性高胰岛素低血糖症

KB60.40　暂时性高胰岛素血症性新生儿低血糖症

20.4.3　ORPHA 代码

ORPHA：657　　　 Congenital isolated hyperinsulinism

ORPHA：276580　Autosomal dominant hyperinsulinism due to Kir6.2 deficiency

ORPHA：276575　Autosomal dominant hyperinsulinism due to SUR1 deficiency

ORPHA：79644　 Autosomal recessive hyperinsulinism due to Kir6.2 deficiency

ORPHA：79643　 Autosomal recessive hyperinsulinism due to SUR1 deficiency

先天性肌无力综合征

21.1 疾病释义

先天性肌无力综合征（congenital myasthenic syndromes，CMS）是以疲劳性肌无力为特征的一组遗传性神经肌肉病，是由于基因突变导致运动终板（连接运动神经轴索及其支配的骨骼肌纤维的结构）功能异常和神经肌肉间递质传递障碍。特点是出生后至儿童早期，起病的骨骼肌疲劳性无力，对心脏和平滑肌常常没有影响。最常见的先天性肌无力综合征病因是乙酰胆碱受体缺陷，其次是影响终板发育和维持的基因突变。

21.2 中文名称

先天性肌无力综合征

21.3 英文名称

congenital myasthenic syndrome，CMS

21.4 疾病编码

21.4.1 ICD-10 疾病编码与名称
G70.900x005　先天性肌无力综合征

21.4.2 ICD-11 疾病编码与名称
8C61　先天性肌无力综合征

21.4.3 ORPHA 代码
ORPHA：590　Congenital myasthenic syndrome（CMS）

先天性肌强直
（非营养不良性肌强直综合征）

序号22

22.1　疾病释义

先天性肌强直（congenital myotonia）是一种幼儿至儿童期起病的遗传性骨骼肌离子通道病，是由于基因变异导致的一组以肌肉僵直为主要表现的遗传性骨骼肌疾病，根据遗传方式不同，先天性肌强直可分为 Thomsen 型（常染色体显性遗传）、Becker 型（常染色体隐性遗传）和先天性反常肌强直。通常 Becker 型较 Thomsen 型临床表现更重。常染色体隐性遗传性先天性肌强直相对其他两种更常见。

22.2　中文名称

先天性肌强直
非营养不良性肌强直综合征
先天性肌强直症

22.3　英文名称

congenital myotonia，CM
non-dystrophic myotonia，NDM

22.4　疾病编码

22.4.1　ICD-10 疾病编码与名称
G71.104　先天性肌强直

22.4.2　ICD-11 疾病编码与名称

8C71.2　先天性肌强直

8C71.Z　肌强直性疾患，未特指的

22.4.3　ORPHA 代码

ORPHA：206973　Congenital myotonia

先天性脊柱侧弯

23.1 疾病释义

先天性脊柱侧弯（congenital scoliosis，CS）也称作"先天性脊柱侧凸"，是由于椎体在胚胎发育过程中出现异常导致的脊柱畸形。临床上，如果脊柱在前后位 X 线片上有超过 10° 的侧方弯曲称为脊柱侧弯。先天性脊柱侧弯存在 3 个维度的变形，即从人体前面观察脊柱向一侧倾斜，侧面观察脊柱向前或向后突出，以及整体上脊柱存在旋转异常。脊柱 X 线检查可以看到椎体畸形和脊柱弯曲变形的情况。先天性脊柱侧凸可单独存在，也可与其他系统如心脏、肾、脊髓、食管、肛门等畸形共存，或与其他先天性异常导致的器官缺陷综合征伴发，如脊柱肋骨发育不全、Alagille 综合征、Klippel-Feil 综合征、VACTERL 综合征等。

23.2 中文名称

先天性脊柱侧弯
先天性脊柱侧凸
肢端发育不良脊柱侧弯

23.3 英文名称

congenital scoliosis，CS

23.4 疾病编码

23.4.1 ICD-10 疾病编码与名称
Q76.300 骨先天性畸形引起的先天性脊柱侧弯

23.4.2 ICD-11 疾病编码与名称
5C52.11 脊柱侧弯

23.4.3　ORPHA 代码

ORPHA：2956　Acrodysplasia scoliosis

冠状动脉扩张病

24.1 疾病释义

冠状动脉扩张病（coronary artery ectasia，CAE）是一种少见但容易识别的解剖形态学异常，是由于冠状动脉弥漫性扩张超过其邻近正常冠状动脉管径的 1.5 倍及以上引起的一类疾病，超过 2 倍以上的局限性扩张一般被称作冠状动脉瘤。根据扩张冠状动脉管腔直径的大小分为小型（< 5 mm）、中型（5 ～ 8 mm）和巨型（> 8 mm）；根据管腔形状分为囊状扩张（横径长于纵径）和梭状扩张（横径短于纵径）；根据病变范围分为 4 型（Markis 分类法）：Ⅰ 型——两支或三支血管弥漫性扩张；Ⅱ 型——一支血管弥漫性扩张，另一支血管节段性扩张；Ⅲ 型——单支血管的弥漫性扩张；Ⅳ 型——单支血管的节段性扩张。病变好发血管依次为右冠状动脉近中段（68%）、左前降支（60%）、左回旋支（50%），左主干罕见（< 0.1%）。50% 的 CAE 患者合并冠状动脉粥样硬化。单纯性 CAE 是指排除动脉粥样硬化、血管炎、川崎病、感染性疾病、先天性冠状动脉疾病等病因的不明原因所致者。

24.2 中文名称

冠状动脉扩张病

24.3 英文名称

coronary artery ectasia，CAE

24.4 疾病编码

24.4.1 ICD-10 疾病编码与名称

I25.400x011　冠状动脉扩张病

24.4.2   ICD-11 疾病编码与名称

　　未发现可供参考的对应名称

24.4.3   ORPHA 代码

　　未发现可供参考的对应名称

序号 25　先天性纯红细胞再生障碍性贫血

25.1　疾病释义

先天性纯红细胞再生障碍性贫血（Diamond-Blackfan anemia，DBA），又称Diamond-Blackfan 贫血，是一种核糖体蛋白结构基因突变导致核糖体合成异常，引起红细胞内源性生成缺陷的遗传性罕见病，呈常染色体显性或隐性遗传，是以红系造血衰竭为特点的先天性骨髓衰竭综合征的一种。本病通常在婴儿期起病，多数呈散发，也可以呈常染色体显性或隐性遗传，主要表现为红细胞体积增大的贫血、骨髓红细胞生成缺陷、发育畸形和具有肿瘤易感性。

25.2　中文名称

先天性单纯红细胞再生障碍性贫血
Diamond-Blackfan 综合征
Diamond-Blackfan 贫血
单纯红细胞再生障碍性贫血
纯红细胞再生障碍性贫血

25.3　英文名称

Diamond-Blackfan anemia，DBA

25.4　疾病编码

25.4.1　ICD-10 疾病编码与名称
D61.001　先天性纯红细胞再生障碍性贫血

25.4.2　ICD-11 疾病编码与名称
3A60　先天性纯红细胞再生障碍

3A60.0　先天性非遗传性纯红细胞再生障碍

3A60.1　遗传性纯红细胞再生障碍

L2-3A6　纯红细胞再生障碍

3A60.Z　先天性纯红细胞再生障碍，未特指的

3A6Z　纯红细胞再生障碍，未特指的

25.4.3　ORPHA 代码

ORPHA：124　Diamond-Blackfan anemia

Erdheim-Chester 病

26.1 疾病释义

Erdheim-Chester 病（Erdheim-Chester disease，ECD）是非朗格汉斯（Langerhans）组织细胞增生症中的一种，组织细胞异常增殖，在骨骼、心脏、中枢神经系统等多个脏器内形成肿块和（或）诱发炎症，造成相应临床表现，旧称"脂质肉芽肿"。组织细胞是由骨髓干细胞增殖分化而来，迁移至人体各个器官组织中的免疫细胞。目前认为 Erdheim-Cheser 病是一种炎症性肿瘤性疾病，组织细胞因基因突变出现异常增殖，并浸润不同脏器造成症状。2017 年版 WHO 组织细胞疾病和巨噬 - 树突细胞系肿瘤分类标准中将其与朗格汉斯细胞组织细胞增多症（LCH）共同分为 L 组。

26.2 中文名称

Erdheim-Chester 病
脂质肉芽肿病
脂肪肉芽肿病

26.3 英文名称

Erdheim-Chester disease，ECD

26.4 疾病编码

26.4.1 ICD-10 疾病编码与名称
D76.300x005　Erdheim-Chester 病

26.4.2 ICD-11 疾病编码与名称
未发现可供参考的对应名称

26.4.3　ORPHA 代码

ORPHA：35687　Erdheim-Chester disease

法布里病

27.1 疾病释义

法布里病（Fabry disease），即 Anderson-Fabry 病（Anderson-Fabry disease），是一种罕见的 X 连锁遗传性疾病，又称 Fabry 病。因其在 1899 年由英国医师 William Anderson 及德国医师 Johannes Fabry 分别报道而得名。由于 X 染色体长臂中段编码 α-半乳糖苷酶 A（α-Gal A）的基因突变，导致 α-半乳糖苷酶 A 结构和功能异常，使其代谢底物三己糖神经酰胺（globotriaosylceramide，GL-3）和相关鞘糖脂在全身多个器官内大量堆积导致临床综合征。

27.2 中文名称

法布里病
Anderson-Fabry 病
安德森 - 法布里病
Fabry 病
α- 半乳糖苷酶 A 缺乏病
安德森 - 血管角质瘤综合征
法布里病 - 血管角质瘤综合征
血管角质瘤综合征

27.3 英文名称

Fabry disease
Anderson-Fabry disease

27.4　疾病编码

27.4.1　ICD-10 疾病编码与名称

　　E75.205　法布里病

27.4.2　ICD-11 疾病编码与名称

　　5C56.01　法布里病

27.4.3　ORPHA 代码

　　ORPHA：324　Fabry disease

家族性地中海热

28.1　疾病释义

家族性地中海热（familial Mediterranean fever，FMF）是一种常染色体隐性遗传性疾病，是由家族性地中海热基因（也称地中海热基因）突变所致，其致病基因 *MEFV* 位于 16p13.3。该病属于自身炎症性疾病，主要以反复发热、腹痛、关节痛和反复发作的短暂的炎性反应和浆膜炎为主要表现，亦可以淀粉样变为首发症状。在地中海裔人群（包括土耳其人、阿拉伯人、亚美尼亚人和犹太人）多见，在亚裔人群罕见。

28.2　中文名称

家族性地中海热

28.3　英文名称

familial Mediterranean fever，FMF

28.4　疾病编码

28.4.1　ICD-10 疾病编码与名称

E85.001　家族性地中海热

28.4.2　ICD-11 疾病编码与名称

4A60.0　家族性地中海热

28.4.3　ORPHA 代码

ORPHA：342　Familial Mediterranean fever

范可尼贫血

29.1　疾病释义

范可尼贫血（Fanconi anemia，FA）是一种最常见的遗传性再生障碍性贫血，为常染色体或 X 连锁隐性遗传，是先天性骨髓衰竭综合征的主要类型之一，由于基因异常引起基因组不稳定而致病，主要表现为先天性发育异常、进行性骨髓衰竭和发生恶性肿瘤风险增高。该病在世界各地不同种族、不同人群中均有发病，但在不同地区、不同人群发病率有所不同。

29.2　中文名称

范可尼贫血
Fanconi 贫血
范科尼贫血
遗传性再生障碍性贫血
遗传性全血细胞减少
范可尼全血细胞减少
遗传性骨髓衰竭综合征
染色体断裂综合征

29.3　英文名称

Fanconi anemia，FA

29.4　疾病编码

29.4.1　ICD-10 疾病编码与名称
D61.007　范科尼贫血

29.4.2 ICD-11 疾病编码与名称

3A70.0　先天性再生障碍性贫血

3A70.12　特发性再生障碍性贫血

KA8C　　先天性再生障碍性贫血

29.4.3 ORPHA 代码

ORPHA：84　Fanconi anemia

半乳糖血症

30.1 疾病释义

半乳糖血症（galactosemia，GAL）是一种由半乳糖代谢异常所引起的常染色体隐性遗传代谢性疾病。根据半乳糖代谢途径中出现异常的酶的不同可分为 3 种类型：半乳糖 -1- 磷酸尿苷转移酶缺乏型 [galactose-1-phosphate uridyltransferase（GALT）deficiency]、半乳糖激酶缺乏型 [galactokinase（GALK）deficiency] 和尿苷二磷酸 - 半乳糖 -4- 表异构酶缺乏型 [uridine diphosphate galactose-4-epimerase（GALE）deficiency]，其中 GALT 缺乏引起的半乳糖血症相对常见，也被称为经典型半乳糖血症。

30.2 中文名称

半乳糖血症

30.3 英文名称

galactosemia，GAL

30.4 疾病编码

30.4.1 ICD-10 疾病编码与名称

E74.101 半乳糖血症

30.4.2 ICD-11 疾病编码与名称

5C51.4 半乳糖代谢紊乱

30.4.3 ORPHA 代码

ORPHA：352 Galactosemia

戈 谢 病

31.1 疾病释义

　　戈谢病（Gaucher disease，GD）是一种罕见的单基因遗传病，也是最常见的溶酶体贮积病，为常染色体隐性遗传。该病由于葡萄糖脑苷酯酶（GBA）基因突变导致机体葡萄糖脑苷酯酶（又称酸性 β- 葡萄糖苷酶）活性缺乏，造成其底物葡萄糖脑苷酯在肝、脾、骨骼、肺甚至脑的巨噬细胞溶酶体中贮积，形成典型的贮积细胞即"戈谢细胞"，导致受累组织器官出现病变，临床表现为多脏器受累并呈进行性加重。临床上将戈谢病主要分为 3 型：Ⅰ 型（非神经病变型）、Ⅱ 型（急性神经病变型）、Ⅲ 型（慢性或亚急性神经病变型）。

31.2 中文名称

　　戈谢病

　　Gaucher 病

　　脑苷脂贮积综合征

　　高歇氏病

　　葡萄糖脑苷脂病

　　高雪氏病

　　家族性脾性贫血

　　脑甙病

　　脑苷脂网状内皮细胞病

31.3 英文名称

　　Gaucher disease，GD

　　Gaucher's disease

31.4 疾病编码

31.4.1 ICD-10 疾病编码与名称

E75.201　　　　戈谢病

E75.200x011　　戈谢病Ⅱ型

E75.200x021　　脑苷脂贮积综合征 ［戈谢病］

31.4.2 ICD-11 疾病编码与名称

5C90.3　溶酶体贮积疾患引起的肝病

31.4.3 ORPHA 代码

ORPHA：355　Gaucher's disease

全身型重症肌无力

32.1 疾病释义

全身型重症肌无力（generalized myasthenia gravis，GMG）是一种以神经肌肉接头处因自身抗体破坏突触后膜导致神经肌肉接头传递障碍的疾病，临床表现为以活动后骨骼波动性无力、不耐疲劳，活动后加重，休息后减轻。症状多分布于眼部、球部、四肢肌肉，疲劳现象主要表现为眼睑下垂，伴随出现四肢的疲劳性无力现象，严重者累及呼吸肌造成呼吸衰竭。全身型重症肌无力属于罕见病中的相对常见病，约90%的成人全身型重症肌无力患者血清中可出现全身型重症肌无力相关抗体，包括抗乙酰胆碱受体抗体、骨骼肌特异性激酶抗体以及脂蛋白相关蛋白4抗体，儿童患者多为眼肌型，抗体阳性率低于成人患者。

32.2 中文名称

全身型重症肌无力

32.3 英文名称

generalized myasthenia gravis，GMG

32.4 疾病编码

32.4.1 ICD-10 疾病编码与名称

G70.003 重症肌无力，轻度全身型

G70.004 重症肌无力，中度全身型

32.4.2 ICD-11 疾病编码与名称

L2-8C6 重症肌无力或某些特指的肌肉神经接头疾患

8C60 重症肌无力

8C60.Z　重症肌无力，未特指的

8C6Y　其他特指的重症肌无力和神经 - 肌肉接头疾病

8C6Z　未特指的重症肌无力或神经 - 肌肉接头疾病

KB08.0　暂时性新生儿重症肌无力

8C60.Y　其他特指的重症肌无力

32.4.3　ORPHA 代码

ORPHA：589　Myasthenia gravis

<table>
<tr><td>序号 33</td><td colspan="2" align="center">**Gitelman 综合征**</td></tr>
</table>

33.1 疾病释义

　　Gitelman 综合征（Gitelman syndrome，GS），又称为家族性低钾血症 - 低镁血症，是一种常染色体隐性遗传的失盐性肾小管疾病。多数患者是由于 *SLC12A3* 基因突变所致，该基因编码蛋白位于肾远曲小管细胞顶端膜的噻嗪敏感钠氯协同转运蛋白（NCC）。临床主要表现为肾性失钾导致的低钾血症和代谢性碱中毒，常伴有低血镁、低尿钙和肾素 - 血管紧张素 - 醛固酮系统（RAAS）活化，血压正常或偏低。

33.2 中文名称

Gitelman 综合征

家族性低钾血症 - 低镁血症

33.3 英文名称

Gitelman syndrome，GS

33.4 疾病编码

33.4.1 ICD-10 疾病编码与名称

E26.800x012　　Gitelman 综合征

E26.803　　　　吉特尔曼综合征

33.4.2 ICD-11 疾病编码与名称

GB90.46　　肾小管钠钾转运疾患（未发现完全对应名称，供参考）

GB90.4Y　　其他特指的肾小管功能障碍（未发现完全对应名称，供参考）

33.4.3 ORPHA 代码

ORPHA：358　　Gitelman syndrome

戊二酸血症Ⅰ型

34.1 疾病释义

戊二酸血症Ⅰ型（glutaric acidemia type Ⅰ，GA-Ⅰ），是一种常染色体隐性遗传有机酸血症，是一种罕见的有机酸代谢病，由于细胞内戊二酰辅酶 A 脱氢酶（glutaryl-CoA dehydrogenase，GCDH）缺陷导致赖氨酸、羟赖氨酸及色氨酸代谢紊乱，造成体内大量戊二酸、3- 羟基戊二酸堆积而致病。临床主要表现为大头畸形、进行性肌张力异常和运动障碍等代谢紊乱及神经系统损害。

34.2 中文名称

戊二酸血症Ⅰ型

34.3 英文名称

glutaric acidemia type Ⅰ，GA-Ⅰ

34.4 疾病编码

34.4.1 ICD-10 疾病编码与名称

E72.300x011　戊二酸血症Ⅰ型

34.4.2 ICD-11 疾病编码与名称

5C50　　氨基酸或其他有机酸代谢紊乱（未发现完全对应名称，供参考）

5C50.Y　其他特指的氨基酸或其他有机酸代谢紊乱（未发现完全对应名称，供参考）

34.4.3 ORPHA 代码

ORPHA：25　Glutaric acidemia type Ⅰ

序号 35 糖原累积病（Ⅰ型、Ⅱ型）

35.1 疾病释义

糖原累积病（Ⅰ型、Ⅱ型）[glycogen storage disease (type Ⅰ, Ⅱ), GSD (Ⅰ, Ⅱ)] 均是常染色体隐性遗传病，其中糖原累积病Ⅰ型（GSD Ⅰ型）又称为葡萄糖 -6- 磷酸酶缺乏症，分Ⅰa和Ⅰb型二个亚型，其中Ⅰa型是由葡萄糖 -6- 磷酸酶的基因突变所致，典型表现为婴幼儿期起病的肝肿大、生长发育落后、空腹低血糖、高脂血症、高尿酸血症和高乳酸血症等。Ⅰb型是由于 *SLC37A4* 基因突变使葡萄糖 -6- 磷酸转移酶缺乏所致。患者除了有Ⅰa型表现之外，还可有粒细胞减少和功能缺陷的表现。糖原累积病Ⅱ型（GSD Ⅱ型），也称为庞贝病（Pompe 病），是由 *GAA* 突变导致 α-1, 4- 葡萄糖苷酶缺陷，造成糖原堆积在溶酶体和胞质中，使心肌、骨骼肌等损害。根据发病年龄、受累器官、严重程度和病情进展情况可分为婴儿型（infantile-onset pompe disease，IOPD）和晚发型（late-onset pompe disease，LOPD）。前者通常在 1 岁内起病，后者通常于 1 岁后起病，也可晚至 60 岁后发病。

35.2 中文名称

糖原累积病（Ⅰ型）

糖原累积病（Ⅱ型）

糖原贮积症

糖原累积病

葡萄糖 -6- 磷酸酶缺乏症

庞贝病

Pompe 病

35.3　英文名称

glycogen storage disease（type Ⅰ，Ⅱ），GSD（Ⅰ，Ⅱ）

Pompe disease

glycogen storage disease due to acid maltase deficiency

35.4　疾病编码

35.4.1　ICD-10 疾病编码与名称

E74.001　　Ⅰ型糖原贮积症

E74.003　　Ⅱ型糖原贮积症

E74.000　　糖原贮积病

35.4.2　ICD-11 疾病编码与名称

5C51.3　糖原贮积病

35.4.3　ORPHA 代码

ORPHA：364　　　（Disorder）Glycogen storage disease due to glucose-6-phosphatase deficiency

ORPHA：365　　　（Disorder）Glycogen storage disease due to acid maltase deficiency

ORPHA：79258　　（Subtype of disorder）Glycogen storage disease due to glucose-6-phosphatase deficiency type Ⅰa

ORPHA：79259　　（Subtype of disorder）Glycogen storage disease due to glucose-6-phosphatase deficiency type Ⅰb

ORPHA：420429　（Subtype of disorder）Glycogen storage disease due to acid maltase deficiency，late-onset

ORPHA：308552　（Subtype of disorder）Glycogen storage disease due to acid maltase deficiency，infantile onset

序号 36

血 友 病

36.1 疾病释义

血友病（hemophilia）是一种 X 染色体连锁的隐性遗传性出血性疾病，可分为血友病 A（hemophilia A，HA）和血友病 B（hemophilia B，HB）两种。血友病 A（血友病甲）即因子Ⅷ促凝成分（F Ⅷ）缺乏症，血友病 B（血友病乙）即因子Ⅸ（F Ⅸ）缺乏症。患者表现为出血倾向，严重的甚至会危及生命。

36.2 中文名称

血友病

36.3 英文名称

hemophilia

36.4 疾病编码

36.4.1 ICD-10 疾病编码与名称

D66.x02 血友病

D66.x01 血友病 A 型

D67.x01 血友病 B 型

36.4.2 ICD-11 疾病编码与名称

3B10.0 血友病甲

3B11.0 血友病乙

FA38.3 血友病性关节病

36.4.3 ORPHA 代码

ORPHA：448 （Group of disorders）Hemophilia

ORPHA: 98878 （Disorder）Hemophilia A

ORPHA: 98879 （Disorder）Hemophilia B

ORPHA: 169808 （Subtype of disorder）Mild hemophilia A

ORPHA: 169799 （Subtype of disorder）Mild hemophilia B

ORPHA: 169805 （Subtype of disorder）Moderate hemophilia A

ORPHA: 169796 （Subtype of disorder）Moderate hemophilia B

ORPHA: 169802 （Subtype of disorder）Severe hemophilia A

ORPHA: 169793 （Subtype of disorder）Severe hemophilia B

ORPHA: 177926 （Subtype of disorder）Bleeding disorder in hemophilia A carriers without FVIII deficiency

ORPHA: 177929 （Subtype of disorder）Bleeding disorder in hemophilia B carriers without FIX deficiency

肝豆状核变性

37.1　疾病释义

　　肝豆状核变性（hepatolenticular degeneration，HLD）又称 Wilson 病（Wilson disease），是一种常染色体隐性遗传的铜转运障碍性疾病。由位于第 13 号染色体的 *ATP7B* 基因突变导致体内铜离子转运及排泄障碍，铜在肝、神经系统、角膜、肾等蓄积，临床上多表现为肝病、神经系统症状、精神症状等。若不经治疗，上述症状将进行性加重，直至引起死亡。肝豆状核变性是少数可治疗的遗传病之一，早期治疗可避免严重的不可逆的组织器官损害，使患者获得与正常人相似的生活质量和寿命，无症状者治疗可以预防组织损害的发生，因此早期诊断非常重要。

37.2　中文名称

　　肝豆状核变性
　　Wilson 病
　　威尔逊病

37.3　英文名称

hepatolenticular degeneration，HLD
Wilson disease，WD

37.4　疾病编码

37.4.1　ICD-10 疾病编码与名称

　　E83.001　　　　肝豆状核变性
　　E83.000x011　肝豆状核变性（Wilson 病）

37.4.2 ICD-11 疾病编码与名称

5C64.00　Wilson 病

8A01.13　威尔逊病引起的舞蹈病

5C64.0Y　其他特指的铜代谢紊乱

5C64.0Z　铜代谢紊乱，未特指的

37.4.3 ORPHA 代码

ORPHA：905　Hepatolenticular degeneration（HLD）

遗传性血管性水肿

38.1　疾病释义

　　遗传性血管性水肿（hereditary angioedema，HAE）是一种表现为间断局部皮肤或黏膜肿胀的遗传性疾病。该病分为数个亚型，其中 I 型与 II 型最常见，为编码 C1 抑制因子（C1 inhibitor，C1INH）的基因（*SERPING1*）变异所致，其他罕见类型机制尚未明确，目前已发现可能与编码凝血因子XII（FXII）、血管生成素 1（ANGPT1）及血纤溶酶原（PLG）的基因变异相关。此病具有非常强的遗传倾向，水肿可以发生在任何部位，具有局限性，伴有胃肠道症状。

38.2　中文名称

　　遗传性血管水肿

38.3　英文名称

　　hereditary angioedema，HAE

38.4　疾病编码

38.4.1　ICD-10 疾病编码与名称
　　D84.300x011　遗传性血管性水肿

38.4.2　ICD-11 疾病编码与名称
　　4A00.14　遗传性血管性水肿

38.4.3　ORPHA 代码
　　ORPHA：91378　Hereditary angioedema（HAE）

遗传性大疱性表皮松解症

39.1 疾病释义

遗传性大疱性表皮松解症（hereditary epidermolysis bullosa，EB），又名半桥粒大疱性表皮松解症，是一组以皮肤脆性增加为主要表现，伴有多系统严重并发症的罕见遗传性皮肤病。皮肤脆性增加表现为皮肤或者黏膜在正常人不会出现损伤的轻度外力作用下即会导致皮肤组织出现破损、水疱或者大疱改变。组织病理均表现为表皮内 / 下疱，无炎症细胞浸润。患有该病患儿皮肤犹如蝴蝶翅膀般脆弱，故被称为蝴蝶宝贝。根据皮肤分离的位置，EB 分为 3 大类，单纯型 EB（水疱位于表皮内）、交界型 EB（水疱位于透明板和基底膜带中央）和营养不良型 EB（水疱位于致密板下）。

39.2 中文名称

遗传性大疱性表皮松解症
半桥粒大疱性表皮松解症

39.3 英文名称

hereditary epidermolysis bullosa，EB

39.4 疾病编码

39.4.1 ICD-10 疾病编码与名称
Q81.900　大疱性表皮松解症
Q81.800　大疱性表皮松解症，其他的
39.4.2 ICD-11 疾病编码与名称
L2-EC3　遗传性大疱性表皮松解症

39.4.3 ORPHA 代码

ORPHA：79361 Inherited epidermolysis bullosa

遗传性果糖不耐受症

序号 40

40.1　疾病释义

遗传性果糖不耐受症（hereditary fructose intolerance，HFI）又称果糖血症（fructosemia），一种罕见的常染色体隐性遗传性果糖代谢异常疾病，是由于肝果糖 -1, 6- 磷酸醛缩酶 B（fructose-1, 6-bisphosphate aldolase，醛缩酶 B）*ALDOB* 基因突变致 B 型醛缩酶缺乏，导致 1- 磷酸果糖在肝、肾、肠中堆积，使肝糖原分解和糖异生受抑制而致病，临床表现为低血糖、肝损害及多脏器损害。患者常在进食水果等含果糖的食品或药品后发病，时有发生的"西瓜病""荔枝病"，患者中有些是遗传性果糖不耐受症所致。如未能及时诊治，可导致严重肝病、低血糖脑病及肾损害，有潜在致命危险。

40.2　中文名称

遗传性果糖不耐受症
果糖血症

40.3　英文名称

hereditary fructose intolerance，HFI
fructosemia

40.4　疾病编码

40.4.1　ICD-10 疾病编码与名称
E74.301　遗传性果糖不耐受症

40.4.2　ICD-11 疾病编码与名称
5C51.50　遗传性果糖不耐受

40.4.3　ORPHA 代码

ORPHA：469　Hereditary fructose intolerance

遗传性低镁血症

41.1 疾病释义

遗传性低镁血症（hereditary hypomagmesemia）是一组罕见的表现为血镁降低、伴或不伴有其他电解质代谢异常的基因缺陷性疾病，目前已知的致病基因达 10 余种，包括家族性低镁血症合并高尿钙和肾钙质沉着、常染色体显性遗传低镁血症合并低尿钙、家族性低镁血症继发低钙血症、常染色体显性遗传低钙血症、孤立性常染色体隐性低镁血症、Bartter 综合征、Gitelman 综合征等。

41.2 中文名称

遗传性低镁血症

家族性低镁血症合并高尿钙和肾钙质沉着

常染色体显性遗传低镁血症合并低尿钙

家族性低镁血症继发低钙血症

常染色体显性遗传低钙血症

孤立性常染色体隐性低镁血症

Bartter 综合征

Gitelman 综合征

41.3 英文名称

Hereditary hypomagnesemia

Gitelman syndrome

41.4　疾病编码

41.4.1　ICD-10 疾病编码与名称

E83.400x001　遗传性低镁血症

41.4.2　ICD-11 疾病编码与名称

KB61.0　新生儿低镁血症

5C64.41　低镁血症

41.4.3　ORPHA 代码

ORPHA：34528　Autosomal dominant primary hypomagnesemia with hypocalciuria

ORPHA：306516　（Group of disorders）Familial primary hypomagnesemia with hypercalciuria and nephrocalcinosis

ORPHA：31043　（Disorder）Familial primary hypomagnesemia with hypercalciuria and nephrocalcinosis without severe ocular involvement

ORPHA：34527　（Disorder）Familial primary hypomagnesemia with normocalciuria and normocalcemia

ORPHA：34526　（Group of disorders）Genetic primary hypomagnesemia

ORPHA：306519　（Group of disorders）Genetic primary hypomagnesemia with hypocalciuria

ORPHA：199326　（Disorder）Isolated autosomal dominant hypomagnesemia, Glaudemans type

遗传性多发脑梗死性痴呆

42.1　疾病释义

遗传性多发脑梗死性痴呆（hereditary multi-infarct dementia）是伴有皮质下梗死和白质脑病的常染色体显性遗传性脑动脉病（cerebral autosomal dominant arteriopathy with subcortical infarcts and leukoencephalopathy，CADASIL），是一组基因变异导致的遗传性脑小血管病，也称为慢性家族性血管性脑病、家族性皮层下痴呆。目前该病主要指 NOTCH3 基因变异引起的 CADASIL，发病率为（2～4）/10 万，我国大概有 2.8 万～5.6 万患者；其次是 HTRA1 基因变异引起的常染色体隐性遗传性脑动脉病伴皮质下梗死和白质脑病（cerebral autosomal recessive arteriopathy with subcortical infarcts and leukoencephalopathy，CARASIL），我国只有个别家系的报道，缺乏流行病学研究。

42.2　中文名称

遗传性多发脑梗死性痴呆
伴有皮质下梗死和白质脑病的常染色体显性遗传性脑动脉病（CADASIL）
常染色体显性遗传性脑动脉病
慢性家族性血管性脑病
家族性皮质下痴呆

42.3　英文名称

hereditary multi-infarct dementia
cerebral autosomal dominant arteriopathy with subcortical Infarcts and leukoencephalopathy，CADASIL

42.4 疾病编码

42.4.1 ICD-10 疾病编码与名称

I67.800x005 伴有皮质下梗死和白质脑病的常染色体显性脑动脉病

I67.800x012 常染色体显性遗传性脑动脉病（CADASIL）

42.4.2 ICD-11 疾病编码与名称

8B22.C0 CADASIL［常染色体显性遗传性脑动脉病伴皮质下梗死和白质脑病］综合征

8B22.C1 CARASIL［常染色体隐性遗传性脑动脉病伴皮质下梗死和白质脑病］综合征

42.4.3 ORPHA 代码

ORPHA：136 Cerebral autosomal dominant arteriopathy-subcortical infarcts-leukoencephalopathy

遗传性痉挛性截瘫

43.1　疾病释义

遗传性痉挛性截瘫（hereditary spastic paraplegia，HSP）是一组以渐进性双下肢痉挛性截瘫、步态异常为主要表现的神经系统遗传变性病，具有临床和遗传异质性的一组疾病。临床表型分为单纯型和复杂型两大类，单纯型 HSP 神经系统受累较为集中，以缓慢进行性双下肢痉挛性瘫痪为主要表现，可合并高张力性排尿障碍和轻度深感觉障碍。复杂型 HSP 则在此基础上合并其他神经系统损害，如共济失调、认知障碍、癫痫、锥体外系受累、周围神经病等。遗传方式分为常染色体显性遗传、常染色体隐性遗传和 X 连锁遗传。目前有 18 个常染色体显性、17 个常染色体隐性及 3 个 X 连锁遗传类型被确认，基因定位已经超过 80 个。遗传性痉挛性截瘫也被称为家族性痉挛性截瘫和 Strümpell-Lorrain 综合征。

43.2　中文名称

遗传性痉挛性截瘫
家族性痉挛性截瘫
Strümpell-Lorrain 综合征

43.3　英文名称

hereditary spastic paraplegia，HSP

43.4　疾病编码

43.4.1　ICD-10 疾病编码与名称

G11.400　遗传性痉挛性截瘫

43.4.2 ICD-11 疾病编码与名称

8B44.0   遗传性痉挛性截瘫

8B44.00 常染色体显性遗传性痉挛性截瘫

8B44.01 常染色体隐性遗传性痉挛性截瘫

8B44.02 X 连锁遗传性痉挛性截瘫

8B44.0Y 其他特指的遗传性痉挛性截瘫

8B44.0Z 遗传性痉挛性截瘫，未特指的

43.4.3 ORPHA 代码

ORPHA：685   Hereditary spastic paraplegia

ORPHA：102012 （Group of disorders）Pure hereditary spastic paraplegia

ORPHA：102013 （Group of disorders）Complex hereditary spastic paraplegia

ORPHA：320335 （Group of disorders）Pure or complex hereditary spastic paraplegia

全羧化酶合成酶缺乏症

44.1　疾病释义

全羧化酶合成酶缺乏症（holocarboxylase synthetase deficiency，HLCS）是导致多种羧化酶缺乏（MCD）的病因之一的一种罕见的有机酸代谢疾病。由于 HLCS 基因突变导致生物素与多种生物素依赖羧化酶的结合能力降低，使多种羧化酶功能下降，氨基酸、糖、脂肪等物质代谢紊乱，使脂肪酸合成、糖原异生及氨基酸的分解代谢发生障碍，与生物素酶缺乏相同，导致异常代谢产物在体内蓄积，引起脑病、皮肤黏膜损害等严重疾病，大部分患者对生物素治疗效果显著。如未能及时诊断并给予生物素治疗，死亡率及致残率很高。

44.2　中文名称

全羧化酶合成酶缺乏症

44.3　英文名称

holocarboxylase synthetase deficiency，HLCS

44.4　疾病编码

44.4.1　ICD-10 疾病编码与名称
D81.800x001　全羧化酶合成酶缺乏症

44.4.2　ICD-11 疾病编码与名称（未发现完全对应名称，供参考）
5C50　　氨基酸或其他有机酸代谢紊乱
5C50.Y　其他特指的氨基酸或其他有机酸代谢紊乱

44.4.3　ORPHA 代码
ORPHA：79242　Holocarboxylase synthetase deficiency

序号 45　同型半胱氨酸血症

45.1　疾病释义

同型半胱氨酸血症（homocystinemia）又称同型半胱氨酸尿症（homocy-stinuria）。同型半胱氨酸是一种含硫氨基酸，为蛋氨酸代谢过程中的中间产物。由于各种原因导致同型半胱氨酸代谢受阻，体内同型半胱氨酸异常堆积，外周血中同型半胱氨酸升高，即为同型半胱氨酸血症（homocysteinemia）或高同型半胱氨酸血症。该病是由于蛋氨酸代谢过程中酶缺乏而引起的遗传性疾病，可导致心、脑、血管、肾及眼等多脏器损伤。狭义的同型半胱氨酸血症（同型半胱氨酸尿症，homocystinuria）特指由于胱硫醚β-合酶（cystathionine β-synthase，CBS）缺乏，导致同型半胱氨酸在血和尿中异常增高，又称经典型同型半胱氨酸血症。

45.2　中文名称

同型半胱氨酸血症
同型半胱氨酸尿症
高同型半胱氨酸血症

45.3　英文名称

homocystinemia
homocy-stinuria
hyperhomocysteinaemia

45.4 疾病编码

45.4.1 ICD-10 疾病编码与名称

E72.100x011 同型半胱氨酸血症

45.4.2 ICD-11 疾病编码与名称

3B61.00 高同型半胱氨酸血症

45.4.3 ORPHA 代码

ORPHA：394 （Disorder）Classic homocystinuria

ORPHA：395 （Disorder）Homocystinuria due to methylene tetrahydrofolate reductase deficiency

ORPHA：622 （Disorder）Homocystinuria without methylmalonic aciduria

纯合子家族性高胆固醇血症

46.1 疾病释义

纯合子家族性高胆固醇血症（homozygous familial hypercholesterolemia，HoFH）是一种罕见的威胁生命的遗传性疾病。家族性高胆固醇血症（familial hypercholesterolemia，FH）是由低密度脂蛋白胆固醇（low-density lipoprotein cholesterol，LDL-C）分解代谢的关键基因之一发生突变所引起的一种遗传性疾病。纯合子家族性高胆固醇血症患者携带一对等位基因同时突变，致病基因主要包括低密度脂蛋白受体（LDLR）、载脂蛋白B（ApoB）、前蛋白转化酶枯草溶菌素9（PCSK9）和低密度脂蛋白受体衔接蛋白1（LDLRAP1）。以上4种基因突变均可导致纯合子家族性高胆固醇血症，患者血浆低密度脂蛋白（LDL）清除率降低或丧失，临床表现为低密度脂蛋白胆固醇（LDL-C）水平显著升高，胆固醇在皮肤、眼睛和肌腱等多处沉积，以及早发、进展性动脉粥样硬化性心血管疾病的发生。

46.2 中文名称

综合型家族性高胆固醇血症
家族性高胆固醇血症

46.3 英文名称

homozygous familial hypercholesterolemia，HoFH
familial hypercholesterolemia，FH

46.4 疾病编码

46.4.1 ICD-10 疾病编码与名称

E78.000x011 纯合子家族性高胆固醇血症

46.4.2 ICD-11 疾病编码与名称

5C80.00 原发性高胆固醇血症

5C80.0Z 高胆固醇血症，未特指的

46.4.3 ORPHA 代码

ORPHA：391665 Homozygous familial hypercholesterolemia

亨廷顿舞蹈症

47.1　疾病释义

　　亨廷顿舞蹈病（Huntington's disease）又称亨廷顿病，是一种隐匿起病，以舞蹈样不自主运动、精神障碍和痴呆为特征的常染色体显性遗传性神经系统疾病。其致病是由位于 4 号染色体短臂的亨廷顿基因 *IT15*（interesting transcript 15）上的 *CAG* 三核苷酸异常扩增突变所致，由此导致胞嘧啶、腺嘌呤和鸟嘌呤的构建障碍造成鸟嘌呤重复超过正常值。亨廷顿舞蹈病按照发病年龄分为青少年型亨廷顿舞蹈病和成年型亨廷顿舞蹈病，青少年型亨廷顿舞蹈病在 20 岁之前发病，成年型亨廷顿舞蹈病通常在 30 ～ 40 岁发病。

47.2　中文名称

　　亨廷顿舞蹈病
　　亨丁顿氏舞蹈症
　　亨廷顿病

47.3　英文名称

Huntington's disease
Huntington disease

47.4　疾病编码

47.4.1　ICD-10 疾病编码与名称

　　G10.x00　　　　　亨廷顿病
　　G10.x00x005　　　先天性舞蹈病
　　G25.500　　　　　舞蹈症，其他的

G25.500x002　舞蹈病

O35.203　　　胎儿亨廷顿舞蹈病

47.4.2 ICD-11 疾病编码与名称

8A01.10　亨廷顿病

8A01.11　亨廷顿病样疾病引起的舞蹈病

6D85.1　亨廷顿舞蹈病性痴呆

47.4.3 ORPHA 代码

ORPHA：399　Huntington disease

HHH 综合征

48.1　疾病释义

高鸟氨酸血症 - 高氨血症 - 高同型瓜氨酸尿症（hyperornithinemia-hyperammonemia-homoitrullinuria syndrome，HHHS）简称 HHH 综合征，是一种罕见的常染色体隐性遗传性尿素循环障碍疾病，由位于 13q14 染色体上编码线粒体鸟氨酸转运蛋白的 *SLC25A15* 基因突变所致。因鸟氨酸转移蛋白 1（ornithine transporter 1，ORNT1）缺乏，导致尿素循环功能障碍。HHH 综合征是一种具有高度临床变异性的异质性疾病，患者个体差异显著，起病年龄、类型和严重程度明显不同，主要损伤大脑、小脑及肝。轻型临床表现为学习困难和轻微神经系统受累症状，重型表现为昏迷、嗜睡、肝体征和癫痫发作。新生儿期发病的患者具有严重的临床表现，除此之外没有证据表明发病年龄与疾病严重程度之间存在直接关系。

48.2　中文名称

高鸟氨酸血症 - 高氨血症 - 高同型瓜氨酸尿症

高鸟氨酸血症 - 高氨血症 - 高同型瓜氨酸尿症综合征

鸟氨酸转移酶缺乏症

HHH 综合征

48.3　英文名称

hyperornithinaemia-hyberammonaemia-homocitrullinuria syndrome，HHHS

48.4　疾病编码

48.4.1　ICD-10 疾病编码与名称

E72.400x011　高鸟胺酸血症 - 高氨血症 - 高瓜胺酸血症候群

48.4.2　ICD-11 疾病编码与名称

5C50.A　尿素循环代谢紊乱（未发现完全对应名称，供参考）

5C50.AY　其他特指的尿素循环代谢紊乱（未发现完全对应名称，供参考）

48.4.3　ORPHA 代码

ORPHA：415　（Disorder）Hyperornithinemia-hyperammonemia-homocitrullinuria syndrome

高苯丙氨酸血症

49.1 疾病释义

高苯丙氨酸血症（hyperphenylalaninemia，HPA）是由于苯丙氨酸羟化酶（phenylalanine hydroxylase，PAH）缺乏或其辅酶四氢生物蝶呤（tetrahydrobiopterin，BH4）缺乏导致血苯丙氨酸（phenylalanine，Phe）增高的一组最常见的氨基酸代谢性疾病。血苯丙氨酸浓度 > 120 μmol/L（> 2 mg/dl）及血苯丙氨酸与酪氨酸（tyrosine，Tyr）比值（Phe/Tyr）> 2.0 统称为高苯丙氨酸血症。根据缺陷酶的不同，高苯丙氨酸血症可分为苯丙氨酸羟化酶（PHA）缺乏症（又称苯丙酮尿症）和辅酶四氢生物蝶呤缺乏症两类。各个国家与地区高苯丙氨酸血症的发病率不同。根据血苯丙氨酸浓度将苯丙氨酸羟化酶缺乏症分为轻度高苯丙氨酸血症（120 ~ 360 μmol/L）、轻度苯丙酮尿症（360 ~ 1200 μmol/L）、经典型苯丙酮尿症（≥ 1200 μmol/L）。

49.2 中文名称

高苯丙氨酸血症
苯丙酮尿症
辅酶四氢生物蝶呤缺乏症

49.3 英文名称

hyperphenylalaninemia，HPA

49.4 疾病编码

49.4.1 ICD-10 疾病编码与名称

E70.101 高苯丙氨酸血症

49.4.2　ICD-11 疾病编码与名称

5C50.0　　苯丙酮尿症

5C50.00　典型的苯丙酮酸尿症

5C50.01　非典型苯丙酮酸尿症

5C50.0Y　其他特指的苯丙酮尿症

5C50.0Z　苯丙酮尿症，未特指的

9B71.5　　苯丙酮尿症

49.4.3　ORPHA 代码

ORPHA：238583　Hyperphenylalaninemia

低碱性磷酸酶血症

50.1 疾病释义

低碱性磷酸酶血症（hypophosphatasia，HPP）是由 ALPL（alkaline phosphatase，liver/bone/ kidney）基因突变引起组织非特异性碱性磷酸酶（tissue-nonspeciic alkaline phosphatase，TP）缺乏，从而造成以骨矿化缺陷为病理生理学基础的罕见遗传性疾病。低碱性磷酸酶血症的临床症状轻重不一，乳牙过早丧失是 HPP 患儿的主要临床特征，碱性磷酸酶缺乏是 HPP 患者代谢异常和骨骼系统损害发病机制中的关键。根据发病年龄和临床严重程度可将 HPP 分为 6 种类型，分别为围产期致死型 HPP、围产期良性型 HPP、婴儿型 HPP、儿童型 HPP、成人型 HPP 和牙型 HPP。

50.2 中文名称

低碱性磷酸酶血症

低磷酸酯酶症

50.3 英文名称

hypophosphatasia，HPP

50.4 疾病编码

50.4.1 ICD-10 疾病编码与名称

E83.306 低碱性磷酸酶血症

50.4.2 ICD-11 疾病编码与名称

5C64.3 磷代谢或磷酸酶紊乱

50.4.3 ORPHA 代码

ORPHA：436 Hypophosphatasia（HPP）

低磷性佝偻病

51.1 疾病释义

低磷性佝偻病（hypophosphatemic rickets）是一组由于各种遗传性或获得性病因导致肾脏排磷增多，引起以低磷血症为特征的骨骼矿化障碍性疾病，具有较高的致残、致畸率，是儿童常见的代谢性骨病。遗传性低磷性佝偻病发生在儿童期，也称为佝偻病，主要表现为方颅、鸡胸、肋骨串珠、四肢弯曲畸形（O型或X型腿）、生长迟缓等。遗传方式除了X连锁、常染色体显性遗传（*FGF23*突变）、常染色体隐性遗传（*DMP1*和*ENPP1*突变），还有低磷性佝偻病伴高钙尿症，其中X连锁显性遗传性低磷性佝偻病（hypophosphatemic rickets，X-linked dominant，XLHR）最为常见，后3种罕见。亦称为抗维生素D性佝偻病，男孩和女孩均可发病，成人起病者称为骨软化症，表现为乏力、体型改变、身材变矮、多发骨折、骨痛，甚至致残等。获得性疾病主要见于肿瘤性骨软化症。

51.2 中文名称

低磷性佝偻病
遗传性低血磷性佝偻病

51.3 英文名称

hereditary hypophosphatemic rickets

51.4 疾病编码

51.4.1 ICD-10 疾病编码与名称

E83.308　低磷性佝偻病

51.4.2   ICD-11 疾病编码与名称

5C63.22   低血磷酸盐性佝偻病

51.4.3   ORPHA 代码

ORPHA：157215   Hereditary hypophosphatemic rickets with hypercalciuria

特发性心肌病

52.1 疾病释义

特发性心肌病（idiopathic cardiomyopathy）是由各种原因（常为遗传原因）引起，伴有心肌机械和（或）心电活动障碍，常表现为不适当心室肥厚或扩张，可导致心功能不全或心血管死亡，其诊断需除外先天性心脏病、风湿性心脏病、代谢性或继发性心肌病等。特发性心肌病主要包括扩张型心肌病、肥厚型心肌病和限制型心肌病，以前两者多见。特发性心肌病（idiopathic cardiomyopathy）主要指以遗传性为主（包括混合性）的心肌病，包括特发性或家族性扩张型心肌病、致心律失常型右室发育不良 / 心肌病、特发性或者家族性限制型心肌病、左室致密化不全，以及遗传性转甲状腺素蛋白相关心肌淀粉样变。扩张型心肌病（dilated cardiomyopathy，DCM）是指以左室或双心腔扩大和收缩功能障碍等为特征的一种疾病。限制型心肌病（restrictive cardiomyopathy，RCM）是最为少见的心肌病，通常由于室壁僵硬导致严重的舒张期功能障碍和充盈受限，临床表现为以右心为主的全心衰竭。绝大多数患者心室无扩张，室壁厚度正常且左室收缩功能正常。遗传性转甲状腺素蛋白相关淀粉样变（hereditary transthyretin amyloidosis，hATTR）是常染色体显性遗传，由转甲状腺素蛋白基因突变产生异常 TTR 蛋白沉积在多个组织器官，导致淀粉样变，以进行性神经病变和心肌病为主要特征。

52.2 中文名称

特发性心肌病
家族性扩张型心肌病
家族性限制型心肌病

52.3 英文名称

idiopathic cardiomyopathy

familial isolated dilated cardiomyopathy

52.4 疾病编码

52.4.1 ICD-10 疾病编码与名称

I42.900x003　特发性心肌病

52.4.2 ICD-11 疾病编码与名称

BC43.0　扩张型心肌病

BC43.00　家族遗传性扩张型心肌病

BC43.01　非家族性扩张型心肌病

BC43.0Z　扩张型心肌病，未特指的

BC43.1　肥厚型心肌病

BC43.10　家族性遗传性肥厚型心肌病

BC43.11　非梗阻性肥厚型心肌病

BC43.12　梗阻性肥厚型心肌病

BC43.1Y　其他特指的肥厚型心肌病

BC43.1Z　肥厚型心肌病，未特指的

BC43.2　限制型心肌病

BC43.20　非家族性限制型心肌病

BC43.2Y　其他特指的限制型心肌病

BC43.2Z　限制型心肌病，未特指的

52.4.3 ORPHA 代码

ORPHA：75249　Familial isolated restrictive cardiomyopathy

特发性低促性腺激素性性腺功能减退症

53.1 疾病释义

特发性低促性腺激素性性腺功能减退症（idiopathic hypogonadotropic hypogonadism，IHH）又称先天性低促性腺激素性性腺功能减退症（congenital hypogonadotropic hypogonadism，CHH），是由于先天性下丘脑促性腺激素释放激素（GnRH）神经元功能受损，促性腺激素释放激素合成或分泌障碍，或 GnRH 神经元迁移异常导致垂体分泌促性腺激素减少，进而引起性腺功能不足，出现以青春期发育部分或全部缺失为特征的一种先天性遗传病。临床根据患者是否合并嗅觉障碍，一般将特发性低促性腺激素性性腺功能减退症分为两大类：伴有嗅觉障碍者称为卡尔曼综合征（Kallmann syndrome，KS）；嗅觉正常者，称为嗅觉正常的特发性低促性腺激素性性腺功能减退症（normosmic IHH，nIHH）。

53.2 中文名称

特发性低促性腺激素性性腺功能减退症
先天性低促性腺激素性性腺功能减退症
线粒体胃肠脑肌病

53.3 英文名称

idiopathic hypogonadotropic hypogonadism，IHH
hypogonadotropic hypogonadism
congenital hypogonadotropic hypogonadism，CHH

53.4 疾病编码

53.4.1 ICD-10 疾病编码与名称

E23.000x021 特发性低促性腺激素性性腺功能减退症

53.4.2 ICD-11 疾病编码与名称

未发现可供参考的对应名称

53.4.3 ORPHA 代码

ORPHA：174590 Congenital hypogonadotropic hypogonadism

特发性肺动脉高压

54.1 疾病释义

特发性肺动脉高压（idiopathic pulmonary arterial hypertension，IPAH）是一类原因不明、以肺血管阻力进行性升高为主要特征的恶性肺血管疾病，不伴随任何可能导致该种情况的基础疾病，表现为肺动脉高压，需要除外各种已知原因，如遗传性、药物相关、先天性心脏病、结缔组织病或其他疾病相关的肺动脉高压，还需要除外心脏疾病、肺病、低氧相关疾病或血栓栓塞性肺动脉高压，患者往往合并不同程度右心衰竭甚至死亡。

54.2 中文名称

特发性肺动脉高压
原发性肺动脉高压

54.3 英文名称

idiopathic pulmonary arterial hypertension，IPAH

54.4 疾病编码

54.4.1 ICD-10 疾病编码与名称
I27.000x006　特发性肺动脉高压

54.4.2 ICD-11 疾病编码与名称
BB01.0　肺动脉高压
BB01.Z　肺动脉高压，未特指的

54.4.3 ORPHA 代码
ORPHA：275766　Idiopathic pulmonary arterial hypertension（IPAH）

特发性肺纤维化

55.1　疾病释义

特发性肺纤维化（idiopathic pulmonary fibrosis，IPF）是一种原因不明、病因和发病机制尚不明确的慢性进行性纤维化性肺间质疾病，病变主要局限于肺部，好发于中老年男性，以逐渐加重的呼吸困难为特征，其肺组织学病理和（或）胸部高分辨率 CT（HRCT）特征性地表现为寻常型间质性肺炎（usual interstitial pneumonia，UIP）。

55.2　中文名称

特发性肺纤维化

55.3　英文名称

idiopathic pulmory fibrosis，IPF

55.4　疾病编码

55.4.1　ICD-10 疾病编码与名称
J84.300x012　特发性肺纤维化

55.4.2　ICD-11 疾病编码与名称
CB03.4　特发性肺纤维化

CB03.1　肺纤维化合并肺气肿综合征

55.4.3　ORPHA 代码
ORPHA：2032　Idiopathic pulmonary fibrosis

IgG4 相关性疾病

56.1 疾病释义

IgG4 相关性疾病（IgG4 related disease，IgG4-RD）是一类原因不明、由免疫介导、多器官受累的慢性、进行性炎症伴纤维化和硬化的疾病，主要特征为弥漫性或局灶性器官肿大，血清 IgG4 水平升高，受累组织中有大量淋巴细胞和 IgG4 阳性浆细胞浸润，伴席纹状纤维化。好发于中老年男性，男女比例为 2 : 1 ~ 4 : 1。

56.2 中文名称

IgG4 相关性疾病

56.3 英文名称

IgG4 related diseases，IgG4-RD

56.4 疾病编码

56.4.1 ICD-10 疾病编码与名称

M35.906　　　IgG4 相关疾病

M35.900x005　IgG4 相关性疾病

K83.000x012　IgG4 相关性胆管炎

56.4.2 ICD-11 疾病编码与名称

4A43.0　IgG4 相关性疾病

56.4.3 ORPHA 代码

ORPHA：284264　IgG4-related disease

<table>
<tr><td>序号 57</td><td>先天性胆汁酸合成障碍</td></tr>
</table>

57.1　疾病释义

先天性胆汁酸合成障碍（inborn errors of bile acid synthesis）是一类由于胆固醇合成胆汁酸的酶先天缺陷引起的胆汁酸合成障碍性疾病，大多属于常染色体隐性遗传病，也可以是自身基因自发突变导致。胆汁酸合成过程中需要至少14种酶参与，任何一个酶的缺乏都将导致正常胆汁酸生成障碍，从而导致一系列疾病和症状发生。

57.2　中文名称

先天性胆汁酸合成障碍

57.3　英文名称

inborn errors of bile acid synthesis

57.4　疾病编码

57.4.1　ICD-10 疾病编码与名称

K76.800x030　先天性胆汁酸合成障碍

57.4.2　ICD-11 疾病编码与名称

5C52.11　胆汁酸合成缺陷伴胆汁淤积

57.4.3　ORPHA 代码

ORPHA：485631　Congenital bile acid synthesis defect

异戊酸血症

58.1　疾病释义

异戊酸血症（isovaleric acidemia，IVA）是一种常染色隐性遗传性有机酸代谢病，由于异戊酰辅酶 A 脱氢酶缺乏导致亮氨酸的中间代谢障碍，导致异戊酸、3- 羟基异戊酸、异戊酰甘氨酸和异戊酰肉碱体内蓄积，线粒体能量合成障碍，损害大脑、骨髓等多个系统，表现为严重的代谢性酸中毒、低血糖、高血氨，从而引起脑损伤等多脏器损害。IVA 患者中超过半数在新生儿期发生急性脑病，婴儿和儿童期可有反复呕吐、昏睡或昏迷及智力发育落后。

58.2　中文名称

异戊酸血症

N- 乙酰谷氨酸合成酶缺乏症

异戊酰辅酶 A 脱氢酶缺乏

58.3　英文名称

isovaleric academia，IVA

58.4　疾病编码

58.4.1　ICD-10 疾病编码与名称

E72.900x007　异戊酸血症

58.4.2　ICD-11 疾病编码与名称

未发现可供参考的对应名称

58.4.3　ORPHA 代码

ORPHA：33　Isovaleric acidemia

卡尔曼综合征

59.1 疾病释义

卡尔曼综合征（Kallmann syndrome，KS）又称性幼稚嗅觉丧失综合征，是特发性低促性腺激素性性腺功能减退症（idiopathic hypogonadotropic hypogonadism，IHH），是临床最为多见的类型，由 GnRH 合成、分泌和作用障碍引起。伴有嗅觉丧失的 IHH，称为卡尔曼综合征（Kallmann syndrome，KS）。卡尔曼综合征是 IHH 的一种亚型，疾病的治疗原则和 IHH 完全一样。其遗传方式包括 X 连锁隐性遗传、常染色体显性遗传和常染色体隐性遗传。临床特点是青春期缺失、不能生育及嗅觉受损。

59.2 中文名称

卡尔曼综合征

性幼稚嗅觉丧失综合征

嗅觉缺失 - 性发育不全综合征

59.3 英文名称

Kallmann syndrome，KS

59.4 疾病编码

59.4.1 ICD-10 疾病编码与名称

E23.001　　　　卡尔曼综合征

E23.000x002　嗅觉缺失 - 性腺功能减退征 [卡尔曼综合征]

59.4.2　ICD-11 疾病编码与名称

MB41.0　嗅觉缺乏

MB41.Y　其他特指的嗅觉和味觉障碍

59.4.3　ORPHA 代码

ORPHA：478　Kallmann syndrome

序号 60 朗格汉斯组织细胞增生症

60.1 疾病释义

朗格汉斯组织细胞增生症（Langerhans cell histiocytosis，LCH），又名朗格罕细胞组织细胞增生症，旧称"组织细胞增生症 X"，是一组原因未明的组织细胞增殖性罕见疾病。传统上，该病分为 3 种临床类型，即莱特勒西韦综合征（Litterer-Siwe 病，简称 L-S 病）、汉 - 薛 - 柯综合征（Hand-Schuller-Christian 病，简称 H-S-C 病）及骨嗜酸肉芽肿（eosinphilic granuloma of bone，EGB）。2017 年版 WHO 组织细胞疾病和巨噬 - 树突细胞系肿瘤分类标准中将其与 Erdheim-Chester 病（ECD）共同分为 L 组。目前认为 LCH 是一种炎性髓系肿瘤。朗格汉斯组织细胞增生症，可发生于各年龄阶段。

60.2 中文名称

朗格汉斯细胞组织细胞增生症
郎格罕细胞组织细胞增生症
朗格汉斯细胞组织细胞增多症
朗格汉斯细胞增多症
成骨不全症

60.3 英文名称

Langerhans cell histiocytosis，LCH
pulmonary Langerhans'cell histiocytosis，PLCH

60.4　疾病编码

60.4.1　ICD-10 疾病编码与名称

D47.700x004　朗格汉斯细胞组织细胞增生症

D76.000　　　朗格汉斯细胞的组织细胞增多症，不可归类在他处者

D76.001　　　朗格汉斯细胞组织细胞增生症，单病灶

D76.002　　　朗格汉斯细胞组织细胞增生症，多病灶

D76.003　　　朗格汉斯细胞组织细胞增生症，播散性

60.4.2　ICD-11 疾病编码与名称

XH1J18　　朗格汉斯细胞组织细胞增多症，NOS

XH03F9　　朗格汉斯细胞组织细胞增多病，单病灶性

XH9BR9　　朗格汉斯细胞组织细胞增多病，多病灶性

XH40U7　　朗格汉斯细胞组织细胞增多病，播散性

2B31.2　　朗格汉斯细胞组织细胞增多症

2B31.20　　朗格汉斯细胞组织细胞增多症累及皮肤

XH51C6　　肺朗格汉斯细胞组织细胞增生症

XH3HT7　　胸腺朗格汉斯细胞组织细胞增生症

60.4.3　ORPHA 代码

ORPHA：389　　　（Disorder）Langerhans cell histiocytosis

ORPHA：264955　Pulmonary Langerhans'cell histiocytosis（PLCH）

序号 61　莱伦氏综合征

61.1　疾病释义

　　莱伦氏综合征（Laron syndrome）又称拉伦侏儒、生长激素不敏感综合征（growth hormone insensitivity syndrome，GHIS），是一种常染色体隐性遗传性疾病，偶见常染色体显性遗传，是由于靶细胞对生长激素（GH）不敏感而引起的一种矮小症。主要临床特征为出生后严重的生长落后伴特殊面容，血生化特征为高生长激素（GH），而胰岛素样生长因子 -1（insulin-like growth hormone-1，IGF-1）和 IGF 结合蛋白 -3（IGFBP-3）水平显著降低。生长激素受体（growth hormone receptor，GHR）基因缺陷是导致莱伦氏综合征的主要病因。生长激素受体（GHR）基因位于 5p12-13.1，由 10 个外显子组成。

61.2　中文名称

　　莱伦氏综合征
　　Laron 综合征
　　Laron 型侏儒症
　　生长激素不敏感综合征
　　生长激素迟钝症候群
　　侏儒综合征
　　拉伦侏儒
　　原发性生长激素不敏感综合征

61.3　英文名称

　　Laron syndrome
　　growth hormone insensitivity syndrome，GHIS

104

61.4　疾病编码

61.4.1　ICD-10 疾病编码与名称

E34.300x005　　拉伦型身材矮小症

E34.300x011　　拉伦氏综合征

61.4.2　ICD-11 疾病编码与名称

5B11　　　　身材矮小症，不可归类在他处者

MG44.14　　家族性身材矮小

XM3LZ6　　生长激素（含关键词，近似该名称）

61.4.3　ORPHA 代码

ORPHA：633　　　　Laron syndrome

ORPHA：220465　　（Disorder）Laron syndrome with immuno deficiency

Leber 遗传性视神经病变

62.1 疾病释义

Leber 遗传性视神经病变（Leber hereditary optic neuropathy，LHON）是由于线粒体环基因点突变所致的急性或亚急性视力减退性母系遗传性视神经萎缩疾病。Leber 遗传性视神经病变常见发病年龄为青年期（18 ~ 23 岁），好发于青年男性，男性与女性患者比例为（4 ~ 5）∶1。主要临床表现为双眼先后发生的无痛性视力突然急剧下降，疾病早期为视盘充血，毛细血管扩张，进展至后期为视神经萎缩。

62.2 中文名称

Leber 遗传性视神经病变
母系遗传性视神经萎缩

62.3 英文名称

Leber hereditary optic neuropathy，LHON

62.4 疾病编码

62.4.1 ICD-10 疾病编码与名称
H47.200x005 利伯氏家族性视神经病 ［Leber 病］
H47.203   家族遗传性视神经萎缩

62.4.2 ICD-11 疾病编码与名称
9C40.8 遗传性视神经病变

62.4.3 ORPHA 代码
ORPHA：104 Leber hereditary optic neuropathy

长链3-羟酰基辅酶A脱氢酶缺乏症 序号 63

63.1　疾病释义

　　长链 3- 羟酰基辅酶 A 脱氢酶缺乏症（long-chain 3-hydroxyacyl-CoA dehydrogenase deficiency，LCHADD）是一种 HADHA 基因突变导致的常染色体隐性遗传性线粒体脂肪酸代谢疾病，患者个体差异显著，多在新生儿至婴幼儿时期发病，缺乏特异性症状与体征，其临床表现多样，主要受累脏器有心脏、肝和骨骼肌，常见的症状有低酮性低糖昏迷、心肌病、横纹肌溶解、外周神经病变及视网膜病变。该病诊断困难，是引起婴儿猝死和肝病、心肌病的遗传病之一。

63.2　中文名称

长链 L-3 羟酰基辅酶 A 脱氢酶缺乏症

63.3　英文名称

long chain 3-hydroxyacyl-CoA dehydrogenase deficiency，LCHADD

63.4　疾病编码

63.4.1　ICD-10 疾病编码与名称
E71.300x016　长链 3- 羟酰基辅酶 A 脱氢酶缺乏症

63.4.2　ICD-11 疾病编码与名称
5C52.01　线粒体脂肪酸氧化障碍（未发现完全对应名称，供参考）

63.4.3　ORPHA 代码
ORPHA：99900　Long chain 3-hydroxyacyl-CoA dehydrogenase deficiency

淋巴管肌瘤病

64.1 疾病释义

淋巴管肌瘤病（lymphangioleiomyomatosis，LAM）又称淋巴管平滑肌瘤病，是一种罕见的仅发生于女性的弥漫性肺部囊性疾病，主要临床特征包括呼吸困难、气胸、乳糜胸、肾血管平滑肌脂肪瘤（AML）。LAM 分为两类，包括无遗传背景的散发型 LAM（S-LAM）和与遗传性疾病结节性硬化症（tuberous sclerosis complex，TSC）相关的 LAM（TSC-LAM）。LAM 可以散发，也可以发生在遗传性疾病结节性硬化症的成年女性患者。

64.2 中文名称

淋巴管肌瘤病
淋巴管平滑肌瘤病

64.3 英文名称

lymphangioleiomyomatosis，LAM

64.4 疾病编码

64.4.1 ICD-10 疾病编码与名称

M91740/0 （ICD-10 编码的附加编码） 淋巴管肌瘤
M91740/1 （ICD-10 编码的附加编码） 淋巴管肌瘤病

64.4.2 ICD-11 疾病编码与名称

XH10K6 淋巴管肌瘤病
CB07 肺淋巴管肌瘤病
CB07.0 结节性硬化症相关性淋巴管肌瘤病

CB07.1　　散发性淋巴管肌瘤病

CB07.Y　　其他特指的肺淋巴管肌瘤病

CB07.Z　　肺淋巴管肌瘤病，未特指的

XH2DS9　　淋巴管肌瘤

XH10K6　　淋巴管肌瘤病

64.4.3　ORPHA 代码

ORPHA：538　Lymphangioleiomyomatosis（LAM）

赖氨酸尿蛋白不耐受症

65.1 疾病释义

赖氨酸尿蛋白不耐受症（lysinuric protein intolerance，LPI）是一种罕见的常染色体隐性遗传病，是由于 SLC7A7 基因突变导致肠道和肾小管上皮细胞侧膜阳离子双碱基氨基酸（赖氨酸、精氨酸和鸟氨酸）的质膜转运缺陷导致多脏器受累的疾病。患者尿中赖氨酸、精氨酸及鸟氨酸丢失增加，引起高氨血症，也可累及肺、肾、血液等多个器官。临床表现为厌食、呕吐、腹泻、肝脾大、生长迟缓、蛋白尿、肾功能不全、骨质疏松和精神神经症状等。

65.2 中文名称

赖氨酸尿蛋白不耐受症

65.3 英文名称

lysinuric protein intolerance，LPI

65.4 疾病编码

65.4.1 ICD-10 疾病编码与名称
E72.000x013　赖氨酸尿蛋白不耐受症

65.4.2 ICD-11 疾病编码与名称
5C60.Y　其他特指的氨基酸吸收或转运障碍（未发现完全对应名称，供参考）

65.4.3 ORPHA 代码
ORPHA：470　（Disorder）Lysinuric protein intolerance

溶酶体酸性脂肪酶缺乏症

序号 66

66.1 疾病释义

　　溶酶体酸性脂肪酶缺乏症（lysosomal acid lipase deficiency，LALD）是一种常染色体隐性遗传性脂肪代谢性疾病。由于 LIPA（lipase A）基因突变使溶酶体酸性脂肪酶缺乏导致胆固醇酯和甘油三酯在肝、脾、肾上腺及心血管系统等组织贮积。该病根据发病年龄和临床表现，分为婴儿期起病的 Wolman 病（Wolman disease，WD）和儿童及成人期起病的胆固醇酯贮积病（cholesterol ester storage disease，CESD）。溶酶体酸性脂肪酶缺乏症的发病率尚不明确。

66.2 中文名称

　　溶酶体酸性脂肪酶缺乏症

66.3 英文名称

　　lysosomal acid lipase deficiency，LALD

66.4 疾病编码

66.4.1 ICD-10 疾病编码与名称
　　E77.000　　　　溶酶体酶翻译后修饰缺陷（未发现完全对应名称，供参考）
　　E77.000x001　　溶酶体酶转译后变体缺陷（未发现完全对应名称，供参考）
66.4.2 ICD-11 疾病编码与名称
　　5C56.Y　其他特指的溶酶体病
66.4.3 ORPHA 代码
　　ORPHA：275761　Lysosomal acid lipase deficiency

111

枫糖尿症

序号 67

67.1　疾病释义

　　枫糖尿症（maple syrup urine disease，MSUD）是一种常染色体隐性遗传性的支链酮酸脱氢酶复合体基因变异导致的神经系统疾病。由于支链酮酸脱氢酶复合体（branched chain keto acid dehydrogenase complex，BCKAD）缺陷导致亮氨酸、异亮氨酸、缬氨酸等支链氨基酸的酮酸衍生物氧化脱羧作用受阻，大量支链氨基酸及其相应酮酸衍生物在体内蓄积，从而引起一系列神经系统损伤表现。因患儿尿液中含有大量的支链酮酸衍生物具有香甜的枫糖气味而得名。MSUD 主要临床特征为发作性或慢性脑损伤，血浆别异亮氨酸增高有诊断价值。根据临床症状出现时间、疾病严重程度、生化表现、残留酶活性剂及对维生素 B_1 治疗反应性，枫糖尿症可分为经典型枫糖尿症、中间型枫糖尿症、间歇型枫糖尿症、硫胺反应型枫糖尿症和脂酰胺脱氢酶缺陷型枫糖尿症 5 种类型，其中以经典型枫糖尿症和中间型枫糖尿症最常见，脂酰胺脱氢酶缺陷型枫糖尿症很罕见。

67.2　中文名称

　　枫糖尿症

67.3　英文名称

maple syrup urine disease，MSUD

67.4　疾病编码

67.4.1　ICD-10 疾病编码与名称

　　E71.000x001　枫糖尿病

67.4.2 ICD-11 疾病编码与名称

5C50.D0 枫糖尿病

67.4.3 ORPHA 代码

ORPHA：511 Maple syrup urine disease

马方综合征

68.1 疾病释义

马方综合征（Marfan syndrome，MFS），又称为马凡综合征、先天性中胚层发育不良、蜘蛛指（趾）综合征、肢体细长症、Marchesani 综合征。它是一种常染色体显性遗传性结缔组织疾病，主要由于原纤维蛋白（fibrillin，FBN）基因家族突变导致，临床表现多样，严重程度变化较大，临床上主要累及眼部、心血管和肌肉骨骼系统。因累及骨骼使手指细长，呈蜘蛛指（趾）样，又称蜘蛛指（趾）综合征，之后又由其他医生补充了眼与心脏改变及家族史，形成了一个完整的综合征。严重的心血管并发症，如主动脉根部扩张、主动脉夹层、瓣膜脱垂等，是导致患者死亡的主要原因。

68.2 中文名称

马凡综合征

马方综合征

马凡氏综合征

马凡综合症

先天性中胚层发育不良

蜘蛛指（趾）综合征

肢体细长症

Marchesani 综合征

68.3 英文名称

Marfan syndrome

68.4　疾病编码

68.4.1　ICD-10 疾病编码与名称

Q87.400　马方综合征

68.4.2　ICD-11 疾病编码与名称

LD28.0　　马凡综合征或马凡相关疾患

LD28.01　　马凡综合征

LD28.0Y　　其他特指的马凡综合征或马凡相关疾患

LD28.0Z　　马凡综合征或马凡相关疾患，未特指的

68.4.3　ORPHA 代码

ORPHA：558　Marfan syndrome

McCune-Albright 综合征

69.1 疾病释义

McCune-Albright 综合征（McCune-Albright syndrome，MAS），又称 Albright 综合征、多发性骨纤维结构不良症、多发性骨纤维发育不良、多骨性纤维异常增生症等。它是一种以内分泌功能紊乱（如非促性腺激素释放激素依赖型性早熟、高泌乳素血症、生长激素分泌过多、甲状腺功能亢进、库欣综合征、甲状旁腺功能亢进症等）、骨纤维异样增殖症及皮肤牛奶咖啡斑为典型表现，由体细胞中 G 蛋白耦联受体刺激型 α 亚单位的编码基因（GNAS）发生突变所致的罕见遗传疾病，主要表现为皮肤咖啡斑、多发性骨纤维发育不良和性早熟，是造成女性周围性性早熟的原因之一。

69.2 中文名称

McCune-Albright 综合征
Albright 综合征
多发性骨纤维结构不良症
多发性骨纤维发育不良
多骨性纤维异常增生症
先天性弥漫性纤维性骨炎

69.3 英文名称

McCune-Albright syndrome，MAS

69.4 疾病编码

69.4.1 ICD-10 疾病编码与名称

Q78.100x002 多发性骨纤维发育不良伴性早熟综合征 [Albright 综合征]

69.4.2 ICD-11 疾病编码与名称

FB80.0 骨纤维结构不良（未发现完全对应名称，供参考）

69.4.3 ORPHA 代码

ORPHA：562 McCune-Albright syndrome

中链酰基辅酶A脱氢酶缺乏症

70.1 疾病释义

中链酰基辅酶 A 脱氢酶缺乏症（medium-chain acyl-CoA dehydrogenase deficiency，MCADD）是中链酰基辅酶 A 脱氢酶基因突变导致的一种常染色体隐性遗传性脂肪酸代谢病，是脂肪酸氧化缺陷中最常见的类型。中链酰基辅酶 A 脱氢酶基因突变导致中链酰基辅酶 A 脱氢酶功能缺陷，中链脂肪酸 β 氧化受阻，出现中链脂肪酸代谢障碍，能量生成不足，引起低血糖、脑病、心肌病、脂肪肝等多脏器损害。中链酰基辅酶 A 脱氢酶缺乏症多在婴幼儿时期发病，临床表现轻重不一，从无症状到猝死，急缓不同，个体差异很大。一些患者急性发病，类似瑞氏综合征。

70.2 中文名称

中链酰基辅酶 A 脱氢酶缺乏症

70.3 英文名称

medium chain acyl-CoA dehydrogenase deficiency，MCADD

70.4 疾病编码

70.4.1 ICD-10 疾病编码与名称
E71.300x014 中链酰基辅酶 A 脱氢酶缺乏症

70.4.2 ICD-11 疾病编码与名称
未发现可供参考的对应名称

70.4.3 ORPHA 代码
ORPHA：42 Medium chain acyl-CoA dehydrogenase deficiency

甲基丙二酸血症

71.1 疾病释义

甲基丙二酸血症（methylmalonic acidemia，MMA）又称甲基丙二酸尿症（methylmalonic aciduria），是我国最常见的一组常染色体隐性遗传有机酸代谢病。MMA 由甲基丙二酰辅酶 A 变位酶（methylmalonyl CoA mutase，MCM）或其辅酶钴胺素（cobalamin，Cbl；也即维生素 B12，VitB12）代谢缺陷所导致。根据酶缺陷类型，可以分为 MCM 缺陷型（Mut 型）及维生素 B12 代谢障碍型（cbl 型）两大类。Mut 型又可依据 MCM 酶活性完全或部分缺乏分为 Mut^0 和 Mut^- 亚型；cbl 型则包括 cblA、cblB、cblC、cblD、cblF 等亚型。根据患者是否合并同型半胱氨酸血症，分为单纯型甲基丙二酸血症及甲基丙二酸血症合并同型半胱氨酸血症两大类，已知 10 种不同的基因缺陷可以导致甲基丙二酸血症。

71.2 中文名称

甲基丙二酸血症
甲基丙二酸尿症

71.3 英文名称

methylmalonic academia，MMA
methylmalonic aciduria

71.4 疾病编码

71.4.1 ICD-10 疾病编码与名称
E71.102　甲基丙二酸血症

71.4.2　ICD-11 疾病编码与名称

　　未发现可供参考的对应名称

71.4.3　ORPHA 代码

　　ORPHA：293355　Methylmalonic acidemia without homocystinuria

线粒体脑肌病

72.1 疾病释义

　　线粒体脑肌病（mitochondrial encephalomyopathy）泛指一组由线粒体基因（mitochondrial DNA，mtDNA）或细胞核基因（nuclear DNA，nDNA）发生突变导致的线粒体氧化磷酸化功能障碍，由电子呼吸链氧化磷酸化异常而导致，以脑、心肌和骨骼肌等能量需求高的组织病变更常见，可以出现全身多个器官系统受影响。根据症状的组合，分为不同的亚型，包括线粒体脑肌病伴乳酸血症和卒中样发作、肌阵挛癫痫伴破碎红纤维、Kearns-Sayre 综合征、线粒体神经胃肠脑肌病等。上述类型以线粒体脑肌病伴乳酸血症和卒中样发作最常见。其发病年龄为从儿童到成年各个阶段。

72.2 中文名称

　　线粒体脑肌病
　　线粒体胃肠脑肌病
　　线粒体脑肌病伴乳酸血症和卒中样发作
　　肌阵挛癫痫伴破碎红纤维
　　Kearns-Sayre 综合征

72.3 英文名称

mitochondrial encephalomyopathy，ME
mitochondrial neurogastrointestinal encephalomyopathy，MNGIE

72.4 疾病编码

72.4.1 ICD-10 疾病编码与名称

G71.301　　　　线粒体脑肌病

G71.300x001　　线粒体脑肌病伴高乳酸血症和卒中样发作

G40.400x008　　肌阵挛癫痫伴破碎肌红纤维

72.4.2 ICD-11 疾病编码与名称

8C73　　线粒体肌病

8C73.Y　其他特指的线粒体肌病

8C73.Z　线粒体肌病，未特指的

72.4.3 ORPHA 代码

ORPHA：298　Mitochondrial neurogastrointestinal encephalomyopathy

73.1 疾病释义

黏多糖贮积症（mucopolysaccharidosis，MPS）是一组复杂的、进行性多系统受累的溶酶体病，是由于降解糖胺聚糖（亦称酸性黏多糖，glycosaminoglycan，GAGs）的酶缺乏所致。MPS 是溶酶体贮积症中的最常见的一类疾病，分为Ⅰ、Ⅱ、Ⅲ、Ⅳ、Ⅵ、Ⅶ、Ⅸ 7 型，每种类型又有不同的亚型。其中Ⅱ型为最常见的类型，占 50% 左右。除Ⅱ型为 X 连锁隐性遗传病外，其他类型均为常染色体隐性遗传病。由于不能完全降解的黏多糖在溶酶体中贮积，可造成面容异常、神经系统受累、骨骼畸形、肝脾增大、心脏病变、角膜混浊等。

73.2 中文名称

黏多糖贮积症

73.3 英文名称

mucopolysaccharidosis，MPS

73.4 疾病编码

73.4.1 ICD-10 疾病编码与名称

E76.000　　　　黏多糖贮积症，Ⅰ型

E76.000x001　　粘多糖贮积病Ⅰ型 [Hurler 综合征]

E76.100　　　　黏多糖贮积症，Ⅱ型

E76.100x001　　粘多糖贮积病Ⅱ型

E76.200　　　　黏多糖贮积症，其他的

E76.200x001　　粘多糖贮积病Ⅲ型

E76.200x006   粘多糖贮积病Ⅵ型

E76.200x007   粘多糖贮积病Ⅶ型

E76.200x021   粘多糖贮积病Ⅳ型

E76.201   黏多糖贮积症，Ⅳ型

E76.300   黏多糖贮积症

E76.300x001   粘多糖贮积病

73.4.2   ICD-11 疾病编码与名称

5C56.20   粘多糖症

5C56.30   粘多糖贮积症 1 型

5C56.31   粘多糖贮积症 2 型

5C56.32   粘多糖贮积症 4 型

5C56.33   粘多糖贮积症 6 型

5C56.3Y   其他特指的粘多糖贮积症

5C56.3Z   粘多糖贮积症，未特指的

73.4.3   ORPHA 代码

ORPHA：79213   （Group of disorders）Mucopolysaccharidosis

ORPHA：579   （Disorder）Mucopolysaccharidosis type 1

ORPHA：580   （Disorder）Mucopolysaccharidosis type 2

ORPHA：581   （Disorder）Mucopolysaccharidosis type 3

ORPHA：582   （Disorder）Mucopolysaccharidosis type 4

ORPHA：583   （Disorder）Mucopolysaccharidosis type 6

ORPHA：584   （Disorder）Mucopolysaccharidosis type 7

多灶性运动神经病

74.1 疾病释义

多灶性运动神经病（multifocal motor neuropathy，MMN）是一种自身免疫介导、以运动神经受累为主的慢性多发性单神经病变，电生理上表现为多灶性传导阻滞，目前发现与免疫机制介导的周围神经郎飞结处神经兴奋传导受阻引起周围神经功能和结构异常相关。临床特征为隐袭起病，阶段性加重或逐渐进展，也可有长时间的稳定，早期上肢神经受累多见，表现为不对称性肢体远端为主的无力、萎缩，无客观感觉障碍。该病病程相对良性，但随着病情的进展，最终可导致肌肉无力萎缩而致残。

74.2 中文名称

多灶性运动神经病

74.3 英文名称

multifocal motor neuropathy，MMN

74.4 疾病编码

74.4.1 ICD-10 疾病编码与名称

G62.909 多灶性运动神经病

74.4.2 ICD-11 疾病编码与名称

8B60 运动神经元病（未发现完全对应名称，供参考）

8B6Y 其他特指的运动神经元疾病或相关疾患（未发现完全对应名称，供参考）

74.4.3 ORPHA 代码

ORPHA：641 Multifocal motor neuropathy

多种酰基辅酶 A 脱氢酶缺乏症

75.1 疾病释义

多种酰基辅酶 A 脱氢酶缺乏症 (multiple acyl-CoA dehydrogenase deficiency, MADD)，又称戊二酸血症 II 型 (glutaric acidemia II)，或戊二酸尿症 II 型 (glutaric aciduria II)，是由电子转移黄素蛋白 (ETF) A 或 B 亚单位或者电子转移黄素蛋白脱氢酶 (ETFDH) 的基因突变导致的一种常染色体隐性遗传性脂肪代谢性疾病，也是最常见的遗传性脂肪代谢性疾病。根据发病年龄，该病可以从新生儿到成年的任何年龄发病，依据发病年龄分为新生儿型（重型）和迟发型（轻型）。

75.2 中文名称

多种酰基辅酶 A 脱氢酶缺乏症
戊二酸血症 II 型
戊二酸尿症 II 型

75.3 英文名称

multiple acyl-CoA dehydrogenase deficiency，MADD
glutaric acidemia II
glutaric aciduria II

75.4 疾病编码

75.4.1 ICD-10 疾病编码与名称
E71.300x017　多种酰基辅酶 A 脱氢酶缺乏症
E72.300x012　戊二酸血症 II 型

E72.302   戊二酸血症

E72.303   戊二酸尿症

75.4.2 ICD-11 疾病编码与名称

5C52.01   线粒体脂肪酸氧化障碍（未发现完全对应名称，仅供参考）

75.4.3 ORPHA 代码

ORPHA：26791   Multiple acyl-CoA dehydrogenase deficiency

多发性硬化

76.1 疾病释义

多发性硬化（multiple sclerosis，MS）是一种免疫介导的中枢神经系统炎性脱髓鞘常见疾病。其临床特点在于病情的缓解-复发（临床多次发病）和病灶的多部位性（中枢神经系统出现多个病灶），并可能具有遗传易感性，在外界环境影响和（或）在炎症介导下可能诱发。它常累及脑室周围、近皮质、视神经、脊髓、脑干和小脑，病变具有空间多发和时间多发的特点。

76.2 中文名称

多发性硬化

76.3 英文名称

multiple sclerosis，MS

76.4 疾病编码

76.4.1 ICD-10 疾病编码与名称

G35.x00	多发性硬化
G35.x01	多发性硬化，复发缓解型
G35.x02	多发性硬化，原发进展型
G35.x03	多发性硬化，继发进展型
G35.x04	多发性硬化，进展复发型
G35.x05	多发性硬化，同心圆型
G35.x00x002	脑干多发性硬化

76.4.2　ICD-11 疾病编码与名称

8A40　　多发性硬化

8A40.0　复发缓解型多发性硬化

8A40.1　原发进展型多发性硬化

8A40.2　继发进展型多发性硬化

8A40.Y　其他特指的多发性硬化

8A40.Z　多发性硬化，未特指的

8A60.B　多发性硬化或其他脱髓鞘疾病所致癫痫

8A4Y　　其他特指的多发性硬化或其他脑白质病变

8A4Z　　多发性硬化或其他脑白质病变，未特指的

76.4.3　ORPHA 代码

ORPHA：3151　　　（Disorder）Multiple sclerosis-ichthyosis-factor VIII deficiency syndrome

ORPHA：71211　　（Disorder）Neuromyelitis optica spectrum disorder

ORPHA：228157　（Disorder）Marburg acute multiple sclerosis

ORPHA：228145　（Group of disorders）Multiple sclerosis variant

ORPHA：477738　（Disorder）Pediatric multiple sclerosis

多系统萎缩

77.1 疾病释义

多系统萎缩（multiple system atrophy，MSA）是一组累及锥体外系、锥体系、小脑和自主神经系统的、具有致死性的神经退行性改变的神经系统变性疾病。多在 50 ~ 60 岁隐袭起病，出现不同程度的自主神经功能障碍、帕金森综合征、小脑性共济失调和锥体束征等症状。目前分为两个亚型：多系统萎缩 - 帕金森型，旧称纹状体 - 黑质变性；多系统萎缩 - 小脑型，旧称橄榄体 - 脑桥 - 小脑萎缩。既往自主神经功能障碍亚型亦称 Shy-Drager 综合征。

77.2 中文名称

多系统萎缩
多系统萎缩 - 帕金森型
多系统萎缩 - 小脑型
纹状体 - 黑质变性
橄榄体 - 脑桥 - 小脑萎缩
Shy-Drager 综合征

77.3 英文名称

multiple system atrophy，MSA

77.4 疾病编码

77.4.1 ICD-10 疾病编码与名称

G90.301　　　　多系统萎缩
G11.200x003　　多系统萎缩 - 小脑型

G90.300　　　　多系统变性

G11.200x041　进行性小脑共济失调［橄榄体脑桥小脑萎缩］

G23.801　　　　橄榄体脑桥小脑萎缩

G23.200　　　　纹状体黑质变性

77.4.2　ICD-11 疾病编码与名称

8D87.00　多系统萎缩 - 小脑型

8D87.01　多系统萎缩 - 帕金森型

8D87.0Y　其他特指的多系统萎缩

8D87.0Z　多系统萎缩，未特指的

77.4.3　ORPHA 代码

ORPHA：102　　　　（Disorder）Multiple system atrophy

ORPHA：227510　　（Subtype of disorder）Multiple system atrophy，cerebellar type

ORPHA：98933　　　（Subtype of disorder）Multiple system atrophy，parkinsonian type

<table>
<tr><td>序号 78</td><td># 肌强直性营养不良</td></tr>
</table>

78.1　疾病释义

　　肌强直性营养不良（myotonic dystrophy，DM）又称强直性肌营养不良，是以肌强直现象（主动或被动肌肉收缩后无法及时放松）和肌肉进行性无力萎缩为主要表现的遗传性肌肉病，在临床上统称为强直性肌营养不良。除肌肉受累外，强直性肌营养不良累及全身多个器官系统，包括眼、心脏、内分泌系统和中枢神经系统。1 型（DM1）由 *DMPK* 基因 3' 端非编码区 *CTG* 三核苷酸重复序列异常增多所致，2 型（DM2）由 *ZNF9*（*CNBP*）基因 1 号内含子 *CCTG* 四核苷酸重复序列异常增多所致。其中 1 型是成年人最常见的肌营养不良，2 型罕见。

78.2　中文名称

　　肌强直性营养不良
　　强直性肌营养不良
　　营养不良性肌强直
　　强直性肌营养不良症
　　萎缩性肌强直

78.3　英文名称

　　myotonic dystrophy，DM

78.4　疾病编码

78.4.1　ICD-10 疾病编码与名称

　　G71.100　肌强直性疾患

G71.102 萎缩性肌强直

G71.103 营养不良性肌强直

78.4.2 ICD-11 疾病编码与名称

8C71.0 强直性肌营养不良

8C71.2 先天性肌强直

8C71.Y 其他特指的肌强直性疾患

8C74.0 先天性肌强直

78.4.3 ORPHA 代码

ORPHA：206647 Myotonic dystrophy

ORPHA：589830 （Subtype of disorder）Adult-onset Steinert myotonic dystrophy

ORPHA：589824 （Subtype of disorder）Childhood-onset Steinert myotonic dystrophy

ORPHA：589821 （Subtype of disorder）Congenital-onset Steinert myotonic dystrophy

ORPHA：589827 （Subtype of disorder）Juvenile-onset Steinert myotonic dystrophy

ORPHA：589833 （Subtype of disorder）Late-onset Steinert myotonic dystrophy

ORPHA：54238 （Disorder）Myotonic dystrophy type 3

ORPHA：800 （Disorder）Schwartz-Jampel syndrome

ORPHA：273 （Disorder）Steinert myotonic dystrophy

序号 79　**N- 乙酰谷氨酸合成酶缺乏症**

79.1　疾病释义

　　N- 乙酰谷氨酸合成酶缺乏症（N-acetylglutamate synthase deficiency，NAGSD）是由于编码 N- 乙酰谷氨酸合成酶的 *GS* 基因突变所致的一种非常罕见的常染色体隐性遗传病，又称为高氨血症Ⅲ型，引起尿素循环障碍。NAGSD 患者由于血氨清除障碍导致高氨血症、重肝病、脑病，以及相关临床表现和并发症。

79.2　中文名称

　　N- 乙酰谷氨酸合成酶缺乏症
　　高氨血症Ⅲ型

79.3　英文名称

　　N-acetylglutamate synthase deficiency，NAGSD

79.4　疾病编码

79.4.1　ICD-10 疾病编码与名称
　　E72.200x012　N- 乙酰谷氨酸合成酶缺乏症

79.4.2　ICD-11 疾病编码与名称
　　5C50.AY　其他特指的尿素循环代谢紊乱（未发现完全对应名称，供参考）

79.4.3　ORPHA 代码
　　ORPHA：　927　Hyperammonemia due to N-acetylglutamate synthase deficiency

新生儿糖尿病

80.1　疾病释义

　　新生儿糖尿病（neonatal diabetes mellitus，NDM）是一种罕见的单基因型糖尿病，通常在出生后 6 月内发生，表现为持续性、进展性高血糖，也有部分 NDM 在出生 6 个月后发病的病例报道，并且需要治疗。患者常以糖尿病酮症酸中毒或血糖明显升高起病。按照疾病转归的不同 NDM 可分为两大类：暂时性新生儿糖尿病（transient neonatal diabetes mellitus，TNDM）和永久性新生儿糖尿病（permanent neonatal diabetes mellitus，PNDM）。暂时性新生儿糖尿病通常会在发病后数月至 1 年内缓解。永久性新生儿糖尿病较暂时性新生儿糖尿病少见，但往往病情较重，并且需要终身治疗。

80.2　中文名称

　　新生儿糖尿病

80.3　英文名称

　　neonatal diabetes mellitus，NDM
　　transient neonatal diabetes mellitus，TNDM
　　permanent neonatal diabetes mellitus，PNDM

80.4　疾病编码

80.4.1　ICD-10 疾病编码与名称
　　P70.200　　新生儿糖尿病

80.4.2　ICD-11 疾病编码与名称
　　KB60.2　　新生儿糖尿病

KB60.20   新生儿暂时性糖尿病

KB60.2Y   其他特指的新生儿糖尿病

KB60.2Z   新生儿糖尿病，未特指的

KB60.3   新生儿高血糖症

KB60.30   胰岛素缺乏引起的新生儿高血糖症

KB60.3Y   其他特指的新生儿高血糖症

KB60.3Z   新生儿高血糖症，未特指的

80.4.3   ORPHA 代码

ORPHA：99885   Permanent neonatal diabetes mellitus

ORPHA：99885   （Disorder）Isolated permanent neonatal diabetes mellitus

ORPHA：224   （Group of disorders）Neonatal diabetes mellitus

ORPHA：65288   （Disorder）Permanent neonatal diabetes mellitus-pancreatic and cerebellar agenesis syndrome

ORPHA：99886   （Disorder）Transient neonatal diabetes mellitus

视神经脊髓炎

81.1 疾病释义

视神经脊髓炎（neuromyelitis optica，NMO）是一种免疫介导的主要累及视神经和脊髓的中枢神经系统炎性脱髓鞘病，又称 Devic 病。视神经脊髓炎是一个独立的疾病，临床可能出现较局限的或较广泛的中枢神经系统受累，因此，2015 年国际 NMO 诊断小组对 NMO 的命名和诊断标准进行了修订，确定应用视神经脊髓炎谱系疾病（neuromyelitis optic spectrum disorder，NMOSD）这一术语代替过去的 NMO。

81.2 中文名称

视神经脊髓炎
Devic 病
视神经脊髓炎谱系疾病

81.3 英文名称

neuromyelitis optica，NMO
devic disease
optical neuromyelitis
neuromyelitis optic spectrum disorder，NMOSD

81.4 疾病编码

81.4.1 ICD-10 疾病编码与名称

G36.000　　　　视神经脊髓炎［德维克］
G36.000x002　　视神经脊髓炎谱系疾病

81.4.2 ICD-11 疾病编码与名称

8A43   视神经脊髓炎

8A43.0   视神经脊髓炎水通道蛋白 - 4 抗体阳性

8A43.1   视神经脊髓炎水通道蛋白 - 4 抗体阴性

8A43.Y   其他特指的视神经脊髓炎

8A43.Z   视神经脊髓炎，未特指的

8A41.1   视神经脊髓炎髓鞘少突细胞糖蛋白抗体阳性

81.4.3 ORPHA 代码

ORPHA：71211   （Disorder）Neuromyelitis optica spectrum disorder

ORPHA：592850 （Subtype of disorder）Neuromyelitis optica spectrum disorder with anti-AQP4 antibodies

ORPHA：592856 （Subtype of disorder）Neuromyelitis optica spectrum disorder with anti-MOG antibodies

ORPHA：592869 （Subtype of disorder）Neuromyelitis optica spectrum disorder without anti-MOG and without anti-AQP4 antibodies

尼曼匹克病

82.1　疾病释义

尼曼匹克病（Niemann-Pick disease，NPD）也被称为鞘磷脂胆固醇脂沉积症，是一组常染色体隐性遗传、多系统受累性的罕见代谢性疾病。由于溶酶体中的酸性鞘磷脂酶或胆固醇转运蛋白缺陷造成鞘磷脂贮积，主要表现为肝脾肿大、各种神经功能障碍，以及鞘磷脂贮积。根据不同的临床表现及不同致病基因，NPD 主要包括 A/B 型（NPD-A/B）和 C 型（NPD-C）。NPD-A（MIM 257200）/B（MIM 607616）型即酸性鞘磷脂酶缺乏症，是由于 *SMPD1* 基因突变所致。NPD-C 是因 *NPC1* 或 *NPC2* 基因突变导致胆固醇转运障碍所致。

82.2　中文名称

尼曼匹克病

尼曼 - 匹克病

鞘磷脂胆固醇脂沉积症

82.3　英文名称

Niemann-Pick disease，NPD

82.4　疾病编码

82.4.1　ICD-10 疾病编码与名称

E75.203　　　　尼曼 - 皮克病

E75.200x012　尼曼 - 匹克病 A 型

E75.200x022　神经鞘磷脂贮积病［尼曼 - 皮克病］

82.4.2 ICD-11 疾病编码与名称

5C56.0　　神经鞘脂贮积症

5C56.0Y　其他特指的神经鞘脂贮积症

82.4.3 ORPHA 代码

ORPHA：77292　　Niemann-Pick disease type A

ORPHA：77293　　Niemann-Pick disease type B

ORPHA：646　　　Niemann-Pick disease type C

ORPHA：79289　　Niemann-Pick disease type D

非综合征性耳聋

83.1　疾病释义

　　非综合征性耳聋（non-syndromic hearing loss，NSHL）亦被称为非综合征性聋，是一组由于基因组一种或多种异常导致听觉通路（尤其内耳）发生病变从而引起听功能障碍的遗传性疾病，同时不伴有其他系统异常的耳聋，仅表现为听力损害，可伴有前庭功能损害。非综合征性聋相关基因较多，目前已发现至少 120 种，不同种类基因的突变导致的听力损失表型存在差异，其至听力损失性质不同。非综合征性聋是最常见的先天性感音神经性听力损失，常见耳聋相关基因为 *GJB2*、*SLC26A4*、*mtD 12S rR* 等。

83.2　中文名称

　　非综合征性耳聋
　　非综合征性聋

83.3　英文名称

non-syndromic hearing loss，NSHL
non-syndromic deafness

83.4　疾病编码

83.4.1　ICD-10 疾病编码与名称
　　H90.500x001　非综合征性耳聋
83.4.2　ICD-11 疾病编码与名称
　　AB50.0　先天性传导性听力损失
　　AB50.1　先天性感音神经性听力损失

AB50.2　　先天性混合性听力损失

AB50.Y　　其他特指的先天性听力障碍

AB56　　　遗传性聋

LD2H.Y　　其他特指的遗传性耳聋综合征

83.4.3　ORPHA 代码

ORPHA：87884　Non-syndromic genetic deafness

Noonan 综合征

84.1 疾病释义

Noonan 综合征（Noonan syndrome，NS），又称 Noonan-Ehmke 综合征、Turner 男性表型、Ullrich-Noonan 综合征、Bonnevie-Ullrich 综合征、女性假 Turner 综合征、男性 Turner 综合征、假性 Turner 综合征、小儿先天性侏儒痴呆综合征、翼状颈综合征等。Noonan 综合征是一类可由不同的基因突变所致的具有相似临床表现的常染色体显性遗传疾病，主要临床表现为特殊面容、先天性心脏病、身材矮小、发育迟缓和学习障碍等，目前已知的致病基因包括 *PTPN11*、*SOS1*、*RAF1*、*RIT1*、*KRAS*、*NRAS*、*BRAF* 和 *MAP2K1* 等。男女均可发病，可散发，也可为家族发病。

84.2 中文名称

Noonan 综合征

努南综合征

Noonan-Ehmke 综合征

Turner 男性表型

Ullrich-Noonan 综合征

Bonnevie-Ullrich 综合征

女性假 Turner 综合征

男性 Turner 综合征

假性 Turner 综合征

小儿先天性侏儒痴呆综合征

翼状颈综合征

84.3 英文名称

Noonan syndrome，NS

84.4 疾病编码

84.4.1 ICD-10 疾病编码与名称
Q87.105 努南综合征

84.4.2 ICD-11 疾病编码与名称
LD2F.15 Noonan 综合征

84.4.3 ORPHA 代码
ORPHA：648 Noonan syndrome

鸟氨酸氨甲酰基转移酶缺乏症 序号 85

85.1 疾病释义

鸟氨酸氨甲酰基转移酶缺乏症（ornithine transcarbamylase deficiency，OTCD）是一种鸟氨酸氨甲酰基转移酶基因变异导致的 X 性连锁不完全显性遗传性氨基酸代谢疾病，是先天性尿素循环障碍中最常见类型，又称高氨血症 2 型。由于鸟氨酸氨甲酰基转移酶（ornithine transcarbamylase，OTC）基因突变导致肝鸟氨酸氨甲酰基转移酶缺乏，氨在体内蓄积，引起脑病、肝病及多脏器损害。鸟氨酸氨甲酰基转移酶缺乏症患者个体差异显著，男女均可患病，临床表现轻重不一，可以在新生儿至成年发病，急缓不同，多于婴幼儿及儿童早期出现异常。

85.2 中文名称

鸟氨酸氨甲酰基转移酶缺乏症

高氨血症 2 型

85.3 英文名称

ornithine transcarbamylase deficiency，OTCD

85.4 疾病编码

85.4.1 ICD-10 疾病编码与名称

E72.400x012　鸟氨酸氨甲酰基转移酶缺乏症

85.4.2 ICD-11 疾病编码与名称

5C50.A　尿素循环代谢紊乱（未发现完全对应名称，仅供参考）

5C50.AY　其他特指的尿素循环代谢紊乱（未发现完全对应名称，仅供参考）

85.4.3　ORPHA 代码

ORPHA：664　Ornithine transcarbamylase deficiency

成骨不全症（脆骨病）

86.1 疾病释义

　　成骨不全症（osteogenesis imperfect，OI）又称脆骨病，是一类最常见的单基因遗传性骨病，是由于多种致病基因突变导致骨基质蛋白数量减少或质量异常，引起以骨量低下、骨骼脆性增加和反复骨折为主要特征，反复骨折后导致肢体畸形。部分患者还可有蓝巩膜、听力下降等骨骼外表现。多数呈常染色体显性遗传，少数呈常染色体隐性遗传，罕有 X 染色体伴性遗传。

86.2 中文名称

　　成骨不全症
　　脆骨病
　　成骨不全

86.3 英文名称

osteogenesis imperfecta，OI
brittle bone disease

86.4 疾病编码

86.4.1 ICD-10 疾病编码与名称
　　Q78.000　成骨不全
86.4.2 ICD-11 疾病编码与名称
　　LD24.K0　成骨不全
86.4.3 ORPHA 代码
　　ORPHA：666　Osteogenesis imperfect

帕金森病（青年型、早发性）

87.1 疾病释义

早发型帕金森病（early-onset Parkinson disease，EOPD）发病年龄小于 50 岁，发病年龄在 21～50 为青年型帕金森病（young-onset Parkinson's disease，YOPD），21 岁以前发病的被称为少年型帕金森病（juvenile parkinsonism，JP）。

早发型帕金森病较少见，发病率占帕金森病人数的 5%～10%，其与晚发型帕金森病相似，具有明确的遗传易感性和家族聚集性，多数具有阳性家族史。目前已有 20 多个基因明确定位，包括常染色体显性和隐性遗传两种主要遗传方式。常染色体显性遗传基因常见的如 SNCA、LRRK2 等。常染色体隐性遗传基因常见的如 Parkin、PINK1、ATP13A2、PLA2G6 等。早发型帕金森病患者运动症状与晚发型帕金森病基本相似，包括运动迟缓、震颤、肌强直；非运动症状，如认知功能损害出现较晚，容易发生情绪障碍（如抑郁、焦虑、易激惹等）及行为障碍（如强迫性增加药量、冲动控制障碍、刻板行为等）。此外，常具有一些与特定基因相关的特征，例如，Parkin 基因突变者疾病进展缓慢，常见肌张力障碍和对称性症状，睡眠获益明显；PINK1 常以肌张力障碍为首发症状；ATP13A2 基因突变者容易伴发痉挛、核上性凝视麻痹、痴呆、面 - 咽喉 - 手指震颤、视幻觉和眼肌阵挛，快速进展到卧床；PLA2G6 基因突变者常以非运动症状或认知功能减退为首发症状，逐渐出现帕金森综合征表现，可伴有肌张力障碍、共济失调、构音障碍及锥体束征，进展快，容易出现运动并发症。

87.2 中文名称

早发型帕金森病

帕金森病，早发型

87.3　英文名称

early-onset Parkinson disease，EOPD

Parkinson disease（young-onset，early-onset）

young-onset Parkinson's disease，YOPD

87.4　疾病编码

87.4.1　ICD-10 疾病编码与名称

G20.x00x006　少年型帕金森综合征

G20.x00x011　早发型帕金森病

G20.x00　　　帕金森病

87.4.2　ICD-11 疾病编码与名称

8A00.0Y　其他特指的帕金森病（未发现完全对应名称，供参考）

LD90.1　早发型帕金森智力缺陷（未发现完全对应名称，供参考）

87.4.3　ORPHA 代码

ORPHA：2379　Early-onset parkinsonism-intellectual disability syndrome

ORPHA：2828　Young-onset Parkinson disease

序号88　阵发性睡眠性血红蛋白尿

88.1　疾病释义

阵发性睡眠性血红蛋白尿症（paroxysmal nocturnal hemoglobinuria，PNH）是一种后天获得性溶血性疾病。由于造血干细胞 *PIG-A* 基因突变，导致细胞表面糖肌醇磷脂（glycosylphatidylinositol，GPI）合成障碍。由于异常细胞缺乏 GPI 连接蛋白，从而对补体敏感，导致红细胞易受到体内的防御系统 - 补体系统的攻击而破裂，血管内溶血、潜在的造血功能衰竭和血栓形成倾向是其 3 个主要临床表现。PNH 患者的表现并不相同。

88.2　中文名称

陈发性睡眠性血红蛋白尿

阵发性夜间性血红蛋白尿症

88.3　英文名称

paroxysmal nocturnal hemoglobinia，PNH

88.4　疾病编码

88.4.1　ICD-10 疾病编码与名称
D59.500x001 + M95400/1　阵发性睡眠性血红蛋白尿

88.4.2　ICD-11 疾病编码与名称
3A21.0　阵发性睡眠性血红蛋白尿症

88.4.3　ORPHA 代码
ORPHA：447　Paroxysmal nocturnal hemoglobinuria

黑斑息肉综合征

89.1　疾病释义

　　黑斑息肉综合征又称为波伊茨 - 耶格综合征（Peutz-Jeghers syndrome）、色素沉着息肉综合征，是一种常染色体显性遗传疾病，以口唇、颊黏膜黑或褐色素斑沉着和肠错构瘤性息肉为主要表型特点。该疾病导致胃肠道和非胃肠道癌症的风险增加，常伴发生殖系统和其他许多器官的良性或恶性肿瘤。男性和女性的患病率相当。

89.2　中文名称

　　黑斑息肉综合征
　　波伊茨 - 耶格综合征
　　色素沉着息肉综合征

89.3　英文名称

Peutz-Jeghers syndrome

89.4　疾病编码

89.4.1　ICD-10 疾病编码与名称
　　Q85.802　波伊茨 - 耶格综合征

89.4.2　ICD-11 疾病编码与名称
　　LD2D.0　波伊茨 - 耶格综合征

89.4.3　ORPHA 代码
　　ORPHA：2869　Peutz-Jeghers syndrome

苯丙酮尿症

90.1 疾病释义

苯丙酮尿症（phenylketonuria，PKU）是由于苯丙氨酸羟化酶缺乏引起血苯丙氨酸浓度增高，并引起一系列临床症状的常染色体隐性遗传病。苯丙酮尿症是高苯丙氨酸血症的主要类型。

90.2 中文名称

苯丙酮尿症

90.3 英文名称

phenylketouria，PKU

90.4 疾病编码

90.4.1 ICD-10 疾病编码与名称

E70.100x001　苯丙酮尿症

E70.000x001　经典的苯丙酮尿症

90.4.2 ICD-11 疾病编码与名称

5C50.0　　苯丙酮尿症

5C50.0Y　其他特指的苯丙酮尿症

9B71.5　　苯丙酮尿症

90.4.3 ORPHA 代码

ORPHA：716　Phenylketonuria

POEMS 综合征

91.1 疾病释义

POEMS 综合征（POEMS syndrome）是一种罕见的单克隆浆细胞异常增生导致的多系统受累的疾病，也是一种罕见的副肿瘤综合征。名称中的 5 个英文字母分别代表了疾病的 5 种主要表现，P（polyneuropathy）：多发性周围神经病；O（organomegaly）：脏器肿大；E（endocrino- pathy）：内分泌障碍；M（monoclonal protein）：单克隆免疫球蛋白；S（skin changes）：皮肤病变。

91.2 中文名称

POEMS 综合征

91.3 英文名称

POEMS syndrome

91.4 疾病编码

91.4.1 ICD-10 疾病编码与名称
D89.801　POEMS 综合征

91.4.2 ICD-11 疾病编码与名称
（未发现完全对应名称，供参考）

2A83　　　浆细胞肿瘤

2A83.Z　　浆细胞肿瘤，未特指的

2A85.4　　淋巴浆细胞淋巴瘤

EK91.2　　原发性皮肤浆细胞增多症

XH4BL1　　浆细胞瘤，NOS

2A83.5   单克隆免疫球蛋白沉积病

EL10   累及皮肤的副肿瘤综合征

91.4.3   ORPHA 代码

ORPHA：2905   POEMS syndrome

卟 啉 病

序号 92

92.1 疾病释义

　　卟啉病（porphyria）是由于血红素（铁＋卟啉＝血红素）生物合成途径中的酶缺乏，引起卟啉或其前体 [如 δ- 氨基 -r- 酮戊酸（δ-ALA）和卟胆原（porphobinogen，PBG）] 浓度异常升高，并在组织中蓄积，造成细胞损伤而引起的一类疾病。卟啉病不是一个单一的病，至今已发现 9 种类型卟啉病：急性间歇性卟啉病（acute intermittent porphyria，AIP）、遗传性粪卟啉病（hereditary coproporphyria，HCP）、变异性卟啉病（variegate porphyria，VP）、δ- 氨基 -γ- 酮戊酸脱水酶缺乏性卟啉病（delta-aminolevelunic acid dehyratase deficiency porphyria，ADP）、迟发皮肤性卟啉病（porphyria cutanea tarda，PCT）、肝红细胞生成性卟啉病（hepatoerythropoetic porphyria，HEP）、先天性红细胞生成性卟啉病（congenital erythropoetic porphyria，CEP）、红细胞原卟啉病（erythropoetic protoporphyria，EPP）和 X 连锁原卟啉病（X-linked protoporphyria，XLP）。卟啉病有 3 种分类方式：按卟啉生成的部位可分为红细胞生成性卟啉病和肝性卟啉病；按临床表现可分为皮肤光敏型、神经症状型及混合型卟啉病；按遗传方式可分为遗传性和获得性卟啉病。卟啉病的卟啉或卟啉前体类型、主要生成组织、排泄途径和遗传类型彼此不同，因此临床表现多样。

92.2 中文名称

　　卟啉病

92.3 英文名称

　　porphyria

155

92.4　疾病编码

92.4.1　ICD-10 疾病编码与名称

E80.200x001　卟啉病［紫质病］

E80.200　　　卟啉症，其他的

E80.000x004　血卟啉病

E80.200x004　急性间歇性卟啉病

E80.201　　　三羧基卟啉病

E80.202　　　混合型卟啉病

92.4.2　ICD-11 疾病编码与名称

5C58.1　卟啉病

5C58　　先天性卟啉或血红素代谢缺陷

92.4.3　ORPHA 代码

ORPHA：738　Porphyria

Prader-Willi 综合征

93.1　疾病释义

Prader-Willi 综合征，中文称普拉德 - 威利综合征（Prader-Willi syndrome，PWS），是一种罕见的、涉及基因印记的遗传性疾病。曾称为隐睾 - 侏儒 - 肥胖 - 智力低下综合征、肌张力减退 - 智力减退 - 性腺功能减退 - 肥胖综合征、普拉德 - 威利综合征，俗称小胖威利或机器猫病。该病的临床表现复杂多样，各年龄段特点不同。主要临床表现为患者早期以肌张力减低和喂养困难；幼儿期后随后出现食欲亢进、病态肥胖、性发育不良、智力发育迟缓、固执和脾气暴躁及学习障碍。

93.2　中文名称

Prader-Willi 综合征

普拉德 - 威利综合征

隐睾 - 侏儒 - 低智能 - 肥胖综合征

低肌张力 - 低智力 - 性腺发育低下 - 肥胖综合征

肌张力低下 - 智能障碍 - 性腺发育滞后 - 肥胖综合征

普拉德 - 威利综合征

小胖威利综合征

小胖威利或机器猫病

93.3　英文名称

Prader-Willi syndrome

93.4　疾病编码

93.4.1　ICD-10 疾病编码与名称

Q87.106　普拉德 - 威利综合征

93.4.2　ICD-11 疾病编码与名称

LD90.3　Prader-Willi 综合征

93.4.3　ORPHA 代码

ORPHA：739　Prader-Willi syndrome

原发性联合免疫缺陷

94.1 疾病释义

原发性联合免疫缺陷（primary combined immunodeficiency）通常称为联合免疫缺陷（combined immunodeficiency，CID），是一组 T 细胞功能缺陷伴或不伴有 B 细胞功能缺陷的常染色体隐性遗传性疾病，同时影响患者的体液免疫和细胞免疫系统，常引起 T 细胞数量显著降低甚至缺如，B 细胞和 NK 细胞不同程度降低或功能异常。联合免疫缺陷是原发性免疫缺陷病分类中的第一大类，又分为严重联合免疫缺陷（severe combined immunodeficiency，SCID）和联合免疫缺陷。重症联合免疫缺陷有 T-B+ 型及 T-B- 型两类。临床常表现为出生后 2 ~ 5 个月出现生长发育停滞、持续性腹泻、明显细菌感染、鹅口疮、肺囊虫肺炎和播散性卡介苗感染等。SCID 中以 *IL2RG* 所致 X 连锁严重联合免疫缺陷病（X-linked severe combined immunodeficiency disease，X-SCID）最为常见。

94.2 中文名称

原发性联合免疫缺陷
联合免疫缺陷

94.3 英文名称

primary combined immunodeficiency
combined immunodeficiency，CID
severe combined immune deficiency，SCID

94.4 疾病编码

94.4.1 ICD-10 疾病编码与名称

D81.000   重症联合免疫缺陷［SCID］伴有网状组织发育不全

D81.000x001   重症联合免疫缺陷伴网状组织发育不全

D81.100   重症联合免疫缺陷［SCID］伴有低数量的 T 和 B 细胞

D81.100x001   重症联合免疫缺陷伴低数量的 T 和 B 细胞

D81.200   重症联合免疫缺陷［SCID］伴有低或正常数量的 B 细胞

D81.200x001   重症联合免疫缺陷伴低或正常数量的 B 细胞

D81.800   联合免疫缺陷，其他的

D81.900   联合免疫缺陷

D81.900x002   联合免疫缺陷病

94.4.2 ICD-11 疾病编码与名称

4A01.1   联合免疫缺陷

4A01.10   严重联合免疫缺陷

4A01.1Y   其他特指的联合免疫缺陷

4A01.1Z   联合免疫缺陷，未特指的

94.4.3 ORPHA 代码

ORPHA：101972   （Group of disorders）Combined T and B cell immunodeficiency

ORPHA：183660   （Group of disorders）Severe combined immunodeficiency

ORPHA：280142   （Disorder）Severe combined immunodeficiency due to LCK deficiency

ORPHA：331217   （Group of disorders）Syndrome with combined immunodeficiency

ORPHA：397802   （Group of disorders）T+ B+ severe combined immunodeficiency

ORPHA：317416   （Group of disorders）T-B+ severe combined immunodeficiency

ORPHA：317419   （Group of disorders）T-B- severe combined immunodeficiency

原发性遗传性肌张力不全

95.1　疾病释义

　　原发性遗传性肌张力不全（primary hereditary dystonia，PHD）是一组以肌张力不全为主要表现的基因缺陷性疾病，临床表现变异度很大，可从严重的儿童表型到成人轻症的基因携带者，不同类型症状重叠。而肌张力不全（dystonia）是指患者维持的姿势处于极度活动状态，伴随收缩肌和拮抗肌的同时收缩，静态体检肌肉张力正常。肌张力不全性运动一般为模式化的扭曲动作，可以呈震颤样，常因随意动作诱发或加重，伴有肌肉兴奋的泛化。

95.2　中文名称

　　原发性遗传性肌张力不全

95.3　英文名称

　　primary hereditary dystonia，PHD
　　hereditary dystonia

95.4　疾病编码

95.4.1　ICD-10 疾病编码与名称
　　G24.300x002　　特发性家族性肌张力障碍
　　G24.302　　　　特发性肌张力异常
95.4.2　ICD-11 疾病编码与名称
　　8A02.0　　原发性肌张力障碍
　　8A02.0Y　　其他特指的原发性肌张力障碍

95.4.3 ORPHA 代码

ORPHA：370106　（Group of disorders）Rare disorder with dystonia and other neurologic or systemic manifestation

ORPHA：68363　（Group of disorders）Rare dystonia

ORPHA：391799　（Group of disorders）Rare genetic dystonia

96.1　疾病释义

原发性轻链型淀粉样变（primary light chain amyloidosis，PLCA）是一种由具有反向 β 折叠结构的单克隆免疫球蛋白轻链沉积在组织、器官内，并造成相应器官功能异常的系统性疾病。人类至少有 30 种淀粉样纤维的蛋白质前体可导致淀粉样变。其分类和命名主要根据致病的前体蛋白，分为：①轻链型（AL型），构成蛋白为单克隆免疫球蛋白轻链（light chain），病因不明者为原发性，继发性主要见于多发性骨髓瘤等浆细胞病；② AA 型，构成蛋白为血清淀粉样蛋白 A，继发于慢性炎症，如结核、慢性化脓性疾病、类风湿关节炎和地中海热；③其他，如遗传性淀粉样变性、透析相关性淀粉样变性、年龄相关性（老年性）系统性淀粉样变性、器官特异性淀粉样变性（如阿尔茨海默病）等。在我国及大多数其他国家，AL 型是系统性淀粉样变性中最常见的类型，而在少数国家（如土耳其），AA 型淀粉样变性则更常见。

96.2　中文名称

原发性轻链型淀粉样变
系统性轻链类淀粉变性

96.3　英文名称

primary light chain amyloidosis，PLCA
systemic AL amyloidosis

96.4　疾病编码

96.4.1　ICD-10 疾病编码与名称

（未发现完全对应名称，供参考）

D47.700x006	原发性系统性淀粉样变性
E85.000	非神经病性家族遗传性淀粉样变
E85.000x004	非神经病性家族遗传性淀粉样变性
E85.100	神经病性家族遗传性淀粉样变
E85.100x003	神经病性家族遗传性淀粉样变性
E85.100x004	家族性淀粉样变性周围神经病
E85.200	家族遗传性淀粉样变
E85.200x001	家族遗传性淀粉样变性
D47.200x003	单克隆免疫球蛋白沉积病

96.4.2　ICD-11 疾病编码与名称

5D00.0	AL 型淀粉样变性
5D00.1	AA 淀粉样变性
5D00.2	遗传性淀粉样变性
5D00.20	神经病性家族遗传性淀粉样变性
5D00.21	非神经病性家族遗传性淀粉样变性
5D00.2Y	其他特指的遗传性淀粉样变性

96.4.3　ORPHA 代码

ORPHA：85443	（Disorder）AL amyloidosis
ORPHA：85445	（Disorder）AA amyloidosis
ORPHA：444116	（Group of disorders）Hereditary amyloidosis
ORPHA：314701	Primary systemic amyloidosis

进行性家族性肝内胆汁淤积症 序号 97

97.1 疾病释义

进行性家族肝内胆汁淤积症（progressive familial intrahepatic cholestasis，PFIC）是一种常染色体隐性遗传性肝细胞性胆汁淤积症。根据突变的编码肝细胞膜转运蛋白的基因不同分为 3 型：PFIC-1 型是 ATP8B1 基因突变所致；PFIC-2 型是 ABCB11 基因突变所致；PFIC-3 型是由 ABCB4 基因突变所致。

97.2 中文名称

进行性家族肝内胆汁淤积症

97.3 英文名称

progressive familial intrahepatic cholestasis，PFIC

97.4 疾病编码

97.4.1 ICD-10 疾病编码与名称
E80.600x001　家族性肝内胆汁淤积症

E80.600x008　家族性肝内胆汁淤积症［Byler 病］

97.4.2 ICD-11 疾病编码与名称
5C58.03　进行性家族性肝内胆汁淤积

97.4.3 ORPHA 代码
ORPHA：172　Progressive familial intrahepatic cholestasis

进行性肌营养不良

98.1 疾病释义

进行性肌营养不良（progressive muscular dystrophy）是一组以骨骼肌进行性无力萎缩为主要临床表现的异质性基因缺陷的遗传疾病，遗传方式分为 X 连锁隐性遗传、常染色体显性遗传、常染色体隐性遗传等。有些以男孩发病为主，另一些则男女皆可发病。大部分于儿童期起病，但也有一些到成年才出现症状。根据发病年龄、遗传方式、受累的肌肉和症状的不同，又分为很多亚型，常见的有 Duchenne 型和 Becker 型假肥大型肌营养不良、Emery-Dreifuss 肌营养不良、强直性肌营养不良、肢带型肌营养不良、面肩肱肌营养不良，还有儿童发病的先天性肌营养不良及老年发病的眼咽型肌营养不良等。假肥大型肌营养不良是最常见的肌营养不良，也是最常见的遗传性神经肌肉病。

98.2 中文名称

进行性肌营养不良

面肩肱型肌营养不良症

先天性肌营养不良症

眼咽型肌营养不良症

强直性肌营养不良

肢带型肌营养不良

先天性肌营养不良

Emery-Dreifuss 肌营养不良

Duchenne 型肌营养不良症

杜氏肌营养不良症

Becker 型假肥大型肌营养不良

Becker 型肌营养不良症

贝氏肌营养不良症

98.3　英文名称

facioscapulohumeral muscular dystrophy

limb girdle Muscular dystrophy type 1

limb girdle Muscular dystrophy type 2

congenital Muscular dystrophy

emery-dreifuss Muscular dystrophy

oculopharygeal Muscular dystrophy

dystrophinopathy

98.4　疾病编码

98.4.1　ICD-10 疾病编码与名称

G71.000　　　　肌营养不良

G71.000x010　 Emery-dreifuss 型肌营养不良症

G71.000x005　 杜氏肌营养不良症 ［Duchenne 型肌营养不良症］

G71.000x006　 Becker 型肌营养不良症 ［贝氏肌营养不良症］

G71.000x011　 眼肌型肌营养不良症

G71.001　　　　进行性肌营养不良

G71.002　　　　眼咽型肌营养不良症

G71.003　　　　假肥大型肌营养不良症

G71.004　　　　远端型肌营养不良症

G71.005　　　　迪谢纳型肌营养不良症

G71.006　　　　面肩肱型肌营养不良症

G71.007　　　　肢带型肌营养不良症

G71.200x002　 先天性肌营养不良

98.4.2　ICD-11 疾病编码与名称

8C70　　　　肌营养不良

8C70.0　　　Becker 肌营养不良

8C70.1　　　Duchenne 型肌营养不良征

8C70.2　　　Emery-Dreifuss 肌营养不良症

8C70.3　　　面肩肱型肌营养不良症

8C70.4　　　肢带型肌营养不良

8C70.40　　 显性肢带型肌营养不良

8C70.41   隐性遗传性肢带性肌营养不良症

8C70.4Y   其他特指的肢带型肌营养不良

8C70.4Z   肢带型肌营养不良，未特指的

8C70.5   肩腓肌营养不良

8C70.6   先天性肌营养不良症

8C70.Y   其他特指的肌营养不良

9C82.1   影响眼外肌的肌营养不良

98.4.3 ORPHA 代码

ORPHA：261   （Disorder）Emery-Dreifuss muscular dystrophy

ORPHA：262   （Group of disorders）Duchenne and Becker muscular dystrophy

ORPHA：263   （Group of disorders）Limb-girdle muscular dystrophy

ORPHA：264   （Disorder）Autosomal dominant limb-girdle muscular dystrophy type 1B

ORPHA：265   （Disorder）Autosomal dominant limb-girdle muscular dystrophy type 1C

ORPHA：266   （Disorder）Autosomal dominant limb-girdle muscular dystrophy type 1A

ORPHA：269   （Disorder）Facioscapulohumeral dystrophy

ORPHA：270   （Disorder）Oculopharyngeal muscular dystrophy

ORPHA：272   （Disorder）Congenital muscular dystrophy，Fukuyama type

ORPHA：34517   （Disorder）Autosomal dominant limb-girdle muscular dystrophy type 1E

ORPHA：52428   （Disorder）Congenital muscular dystrophy type 1C

ORPHA：97242   （Group of disorders）Congenital muscular dystrophy

ORPHA：97244   （Disorder）Rigid spine syndrome

ORPHA：98473   （Group of disorders）Muscular dystrophy

ORPHA：98853   （Subtype of disorder）Autosomal dominant Emery-Dreifuss muscular dystrophy

ORPHA：98855   （Subtype of disorder）Autosomal recessive Emery-Dreifuss muscular dystrophy

ORPHA：98863   （Subtype of disorder）X-linked Emery-Dreifuss muscular dystrophy

ORPHA：98893　（Disorder）Congenital muscular dystrophy type 1B

ORPHA：98894　（Disorder）Congenital muscular dystrophy type 1D

ORPHA：98895　（Disorder）Becker muscular dystrophy

ORPHA：98896　（Disorder）Duchenne muscular dystrophy

ORPHA：102014　（Group of disorders）Autosomal dominant limb-girdle muscular dystrophy

ORPHA：102015　（Group of disorders）Autosomal recessive limb-girdle muscular dystrophy

ORPHA：206644　（Group of disorders）Progressive muscular dystrophy

序号99　丙酸血症

99.1　疾病释义

丙酸血症（propionic acidemia，PA）又称丙酰辅酶A羧化酶缺乏症（propionyl-CoA carboxylase deficiency）、酮症性高甘氨酸血症（ketotic hyperglycinemia）或丙酸尿症（propionic aciduria）。PA由编码线粒体多聚体酶丙酰辅酶A羧化酶（PCC）基因丙酰辅酶A羟化酶的α（PCCA）和β（PCCB）缺陷所致。PCC缺乏可导致体内丙酰辅酶A转化为甲基丙二酰辅酶A异常、丙酸及其相关代谢物异常蓄积，导致有机酸血症，并造成一系列生化异常、神经系统和其他脏器损害症状，导致残障或死亡。丙酸血症患者的临床表现多样，可以在新生儿至成年发病。

99.2　中文名称

丙酸血症
丙酸尿症
丙酰辅酶A羧化酶缺乏症
酮症性高甘氨酸血症

99.3　英文名称

propionic academia，PA
propionic aciduria
propionyl-CoA carboxylase deficiency
ketotic hyperglycinemia

170

99.4　疾病编码

99.4.1　ICD-10 疾病编码与名称

E71.101　丙酸血症

99.4.2　ICD-11 疾病编码与名称

（未发现完全对应名称，供参考）

5C50.E　　有机酸尿症

5C50.E0　经典有机酸尿症

5C50.EY　其他特指的有机酸尿症

99.4.3　ORPHA 代码

ORPHA：35　Propionic acidemia

肺泡蛋白沉积症

100.1 疾病释义

肺泡蛋白沉积症（pulmonary alveolar proteinosis，PAP）又称肺泡蛋白沉着症，是一种以肺泡内表面活性物质异常沉积为特征的弥漫性肺疾病。其原因是肺泡巨噬细胞清除表面活性物质障碍或是异常的表面活性物质产生所致。根据病因不同分为 3 大类：大部分患者（约 85%）为抗粒细胞巨噬细胞 - 集落刺激因子（granulocyte-macrophage colony stimulating factor，GM-CSF）自身抗体导致的自身免疫性肺泡蛋白沉积症；约 10% 是有遗传因素的遗传性肺泡蛋白沉积症；继发于其他疾病的继发性肺泡蛋白沉积症（约 5%）。原因不明的归入无法分类的肺泡蛋白沉积症。

100.2 中文名称

肺泡蛋白沉积症
肺泡蛋白沉着症

100.3 英文名称

pulmonary alveolar proteinosis，PAP

100.4 疾病编码

100.4.1 ICD-10 疾病编码与名称
J84.001　肺泡蛋白沉积症

100.4.2 ICD-11 疾病编码与名称
CB04.31　肺泡蛋白沉着症

100.4.3　ORPHA 代码

ORPHA：747　　　（Disorder）Autoimmune pulmonary alveolar proteinosis

ORPHA：264675　（Disorder）Hereditary pulmonary alveolar proteinosis

ORPHA：572428　（Disorder）Infantile-onset pulmonary alveolar proteinosis-hypogammaglobulinemia

ORPHA：420259　（Disorder）Secondary pulmonary alveolar proteinosis

ORPHA：440427　（Disorder）Severe early-onset pulmonary alveolar proteinosis due to MARS deficiency

肺囊性纤维化

101.1 疾病释义

肺囊性纤维化（pulmonary cystic fibrosis，PCF）是由于囊性纤维化跨膜传导调节蛋白（cystic fibrosis transmembrane conductance regulator，CFTR）基因突变导致的一种以肺部支气管扩张为主要表现的多系统遗传性疾病。临床上表现为支气管扩张、反复呼吸道感染、咳嗽、咳痰和呼吸困难、皮肤盐霜、胰腺分泌功能下降等，还可以出现鼻窦炎、生长发育障碍、脂肪泻和男性不育等症状。多见于高加索人。

101.2 中文名称

肺囊性纤维化
囊性纤维化病

101.3 英文名称

pulmonary cystic fibrosis，PCF
cystic fibrosis，CF

101.4 疾病编码

101.4.1 ICD-10 疾病编码与名称
E84.000x002 肺囊性纤维化

101.4.2 ICD-11 疾病编码与名称
（未发现完全对应名称，供参考）
CA25 囊性纤维化
CA25.0 典型性囊性纤维化

CA25.1　非典型囊性纤维化

CA25.2　亚临床囊性纤维化

101.4.3　ORPHA 代码

ORPHA：586　Cystic fibrosis（CF）

视网膜色素变性

102.1 疾病释义

视网膜色素变性症（retinitis pigmentosa，RP）又称作视网膜色素变性。视网膜色素变性是一组以进行性光感受器细胞凋亡及视网膜色素上皮细胞功能丧失为共同表现的遗传性、营养不良性、退行性疾病，是重要的致盲性眼病之一。

102.2 中文名称

视网膜色素变性症

视网膜色素变性

102.3 英文名称

retinitis pigmentosa，RP

102.4 疾病编码

102.4.1 ICD-10 疾病编码与名称

H35.501　视网膜色素变性

102.4.2 ICD-11 疾病编码与名称

（未发现完全对应名称，供参考）

9B70　　遗传性视网膜营养不良

9B71.Y　其他特指的视网膜病

9B7Y　　其他特指的视网膜疾患

102.4.3 ORPHA 代码

ORPHA：791　Retinitis pigmentosa

视网膜母细胞瘤

103.1　疾病释义

视网膜母细胞瘤（retinoblastoma，Rb）是婴幼儿最常见的原发性眼内恶性肿瘤，起源于原始视网膜干细胞或视锥细胞前体细胞，分为遗传型 Rb 和非遗传型 Rb。遗传型 Rb 约占 45%，呈常染色体显性遗传，子代有大约 50% 遗传该肿瘤的风险，其中主要是双眼患者或有家族史者（约 10% 的 Rb 有家族史），还有部分单眼患者以及双眼 Rb 合并松果体瘤（称为三侧性 Rb 患者）。非遗传型 Rb 为大多数单眼患者。没有明显的性别和种族倾向。

103.2　中文名称

视网膜母细胞瘤

103.3　英文名称

retinoblastoma，Rb

103.4　疾病编码

103.4.1　ICD-10 疾病编码与名称

C69.200	视网膜恶性肿瘤
D48.900x014+H36.8*	肿瘤相关性视网膜病
M95130/3	（ICD-10 编码的附加编码）视网膜母细胞瘤，弥漫性
M95140/1	（ICD-10 编码的附加编码）视网膜母细胞瘤，自然消退

103.4.2　ICD-11 疾病编码与名称

2D02.2　　　视网膜母细胞瘤

XH5AV1　　视网膜细胞瘤

XH6JM6　　视网膜母细胞瘤，已分化

XH8WC7　　视网膜母细胞瘤，NOS

XH7KP6　　视网膜母细胞瘤，未分化

XH1YZ7　　视网膜母细胞瘤，弥漫性

XH2F27　　视网膜母细胞瘤，自然消退型

103.4.3　ORPHA 代码

ORPHA：790　　　　　（Disorder）Retinoblastoma

ORPHA：357027　　　（Subtype of disorder）Hereditary retinoblastoma

ORPHA：357034　　　（Subtype of disorder）Non-hereditary retinoblastoma

重症先天性粒细胞缺乏症

104.1 疾病释义

重症先天性粒细胞缺乏症（severe congenital neutropenia，SCN），是一种血液系统生成障碍性的异质性遗传性综合征，属于以低水平粒细胞（< 200/mm³）为特征的免疫缺陷，不伴有相关的淋巴细胞缺陷。由瑞典儿科医师 Kostman 于 1956 年首次报道，又名 Kostman 综合征。

104.2 中文名称

重症先天性粒细胞缺乏症

重型先天性中性粒细胞减少症

先天性中性粒细胞缺乏

Kostman 综合征

104.3 英文名称

severe congenital neutropenia，SCN

congenital neutropenia

104.4 疾病编码

104.4.1 ICD-10 疾病编码与名称

D70.x00x011　重型先天性中性粒细胞减少症

104.4.2 ICD-11 疾病编码与名称

2A31　　　难治性中性粒细胞减少症

4B00　　　中性粒细胞数量异常

4B00.00　体质性中性粒细胞减少症

104.4.3 ORPHA 代码

ORPHA：486   (Disorder) Autosomal dominant severe congenital neutropenia

ORPHA：439849   (Group of disorders) Autosomal recessive severe congenital neutropenia

ORPHA：420702   (Disorder) Autosomal recessive severe congenital neutropenia due to CSF3R deficiency

ORPHA：420699   (Disorder) Autosomal recessive severe congenital neutropenia due to CXCR2 deficiency

ORPHA：331176   (Disorder) Autosomal recessive severe congenital neutropenia due to G6PC3 deficiency

ORPHA：423384   (Disorder) Autosomal recessive severe congenital neutropenia due to JAGN1 deficiency

ORPHA：369852   (Disorder) Congenital eutropenia-myelofibrosis-nephromegaly syndrome

ORPHA：99749   (Disorder) Kostmann syndrome

ORPHA：42738   (Group of disorders) Severe congenital neutropenia

ORPHA：86788   (Disorder) X-linked severe congenital neutropenia

婴儿严重肌阵挛性癫痫
（Dravet 综合征）

序号 105

105.1　疾病释义

　　婴儿严重肌阵挛癫痫（severe myoclonic epilepsy in infancy，SMEI），目前一般称为 Dravet 综合征（Dravet syndrome，DS），是一种以婴儿期起病、发作形式多样、精神运动发育迟滞、药物难治性等为主要特征的发育性及癫痫性脑病，是难治性癫痫的代表综合征。在婴儿期出现症状。研究报道 70% ~ 80% 的 Dravet 综合征患儿是由 SCN1A 突变导致的。

105.2　中文名称

　　婴儿严重肌阵挛癫痫
　　Dravet 综合征

105.3　英文名称

　　severe myoclonic epilepsy in infancy，SMEI
　　Dravet syndrome，DS

105.4　疾病编码

105.4.1　ICD-10 疾病编码与名称
　　G40.404　　　　婴儿严重肌阵挛性癫痫
　　G40.300x014　　婴儿重度肌阵挛癫痫［Dravet 综合征］
105.4.2　ICD-11 疾病编码与名称
　　（未发现完全对应的名称，供参考）

8A61.1　　婴儿期发病的遗传性癫痫综合征

8A61.12　婴儿癫痫伴游走性局灶性癫痫发作

8A61.Y　　其他特指的主要表现为癫痫的遗传性或假定遗传性综合征

8A61.22　肌阵挛 - 站立不能性癫痫

105.4.3　ORPHA 代码

ORPHA：33069　Severe myoclonic epilepsy in infancy

镰刀型细胞贫血病

106.1　疾病释义

镰刀型细胞贫血病（sickle cell disease，SCD）是一种常染色体显性遗传血红蛋白（Hb）病，由于β- 肽链第 6 位的谷氨酸被缬氨酸替代，使血红蛋白 S（hemoglobin S，HbS）异常，以致红细胞呈镰刀状而得名。临床上患者会因为红细胞功能异常及坏损而导致血液循环不良及剧烈疼痛，表现为慢性溶血性贫血、慢性局部缺血导致器官组织损害、易感染和再发性疼痛危象（以前也称为镰状细胞危象）。镰状细胞综合征通常用于描述与镰状细胞改变现象有关的所有疾病，包括纯合子状态、杂合子状态、HbS 与其他异常血红蛋白的双杂合子状态 3 种主要表现形式，而镰状型细胞贫血病通常用于描述 HbS 的纯合状态。

106.2　中文名称

镰刀型细胞贫血病
镰刀状细胞型贫血
镰状细胞贫血

106.3　英文名称

sickle cell anemia，SCD

106.4　疾病编码

106.4.1　ICD-10 疾病编码与名称
D57.100x001　镰状细胞性贫血
D57.000　　　镰状细胞性贫血伴有危象
D57.000x001　镰状细胞性贫血伴危象

183

D57.100　　　镰状细胞性贫血不伴有危象

D57.100x002　镰状细胞性贫血不伴危象

D57.100x003　镰状细胞疾病

D57.200　　　双杂合镰状细胞形成疾患

D57.200x001　双杂合镰状细胞 β 型地中海贫血

D57.200x002　双杂合镰状细胞血红蛋白 -SE 病

D57.200x003　双杂合镰状细胞血红蛋白 -SD 病

D57.200x004　双杂合镰状细胞血红蛋白 -SC 病

106.4.2　ICD-11 疾病编码与名称

3A51　　　镰状细胞疾患或其他血红蛋白病

3A51.Z　镰状细胞疾患或其他血红蛋白病，未特指的

3A51.0　镰状细胞特性

3A51.1　镰状细胞病不伴象

3A51.2　镰状细胞病伴危象

3A51.3　复合杂合子镰状细胞疾患不伴危象

3A51.4　复合杂合子镰状细胞疾患伴危象

3A51.Y　其他特指的镰状细胞疾患或其他血红蛋白病

106.4.3　ORPHA 代码

ORPHA：232　　　（Disorder）Sickle cell anemia

ORPHA：251380　（Disorder）Hereditary persistence of fetal hemoglobin-sickle cell disease syndrome

ORPHA：251355　（Group of disorders）Sickle cell disease associated with another hemoglobin anomaly

ORPHA：251359　（Disorder）Sickle cell-beta-thalassemia disease syndrome

ORPHA：251365　（Disorder）Sickle cell-hemoglobin C disease syndrome

ORPHA：251370　（Disorder）Sickle cell-hemoglobin D disease syndrome

ORPHA：251375　（Disorder）Sickle cell-hemoglobin E disease syndrome

Silver-Russell 综合征

107.1　疾病释义

　　Silver-Russell 综合征（Silver-Russell syndrome，SRS）中文名称为拉塞尔 - 西尔弗综合征，又称不对称身材 - 矮小 - 性发育异常综合征，是一类先天的临床和遗传特征异质性较强的与印迹基因相关的疾病。最早是在 1953 年及 1954 年分别由 Russell 和 Silver 报告的。Silver-Russell 综合征的主要临床表现为胎儿严重宫内发育迟缓、出生后生长障碍、喂养困难、特殊面容（三角脸）、不对称身材和小指弯曲等。遗传检测发现超过半数 SRS 患者出现第 11 号、7 号染色体或基因甲基化异常。由于 Silver-Russell 综合征临床表现的非特异性及严重程度不同，Silver-Russell 综合征临床诊断困难，发病率难以估计。

107.2　中文名称

　　Silver-Russell 综合征

　　Silver-Russell 矮小症

　　鲁塞尔 - 西尔弗综合征

　　拉塞尔·西尔弗综合征

　　不对称身材 - 矮小 - 性发育异常综合征

107.3　英文名称

　　Silver-Russell syndrome，SRS

107.4　疾病编码

107.4.1　ICD-10 疾病编码与名称

　　Q87.104　鲁塞尔 - 西尔弗综合征

107.4.2　ICD-11 疾病编码与名称

（未发现完全对应名称，供参考）

KA20.1Y　　其他特指的宫内生长受限

KA20.1Z　　宫内生长受限，未特指的

KD32.4　　　新生儿生长迟缓

5B11　　　　身材矮小症，不可归类在他处者

LD2A.Z　　　性发育畸形疾患，未特指的

107.4.3　ORPHA 代码

ORPHA：813　　　　　Silver-Russell syndrome

ORPHA：813　　　　　（Disorder）Silver-Russell syndrome

ORPHA：231144　　　（Subtype of disorder）Silver-Russell syndrome due to
11p15 microduplication

ORPHA：231137　　　（Subtype of disorder）Silver-Russell syndrome due to
7p11.2p13 microduplication

ORPHA：397590　　　（Subtype of disorder）Silver-Russell syndrome due to a
point mutation

ORPHA：231140　　　（Subtype of disorder）Silver-Russell syndrome due to an
imprinting defect of 11p15

ORPHA：231147　　　（Subtype of disorder）Silver-Russell syndrome due to
maternal uniparental disomy of chromosome 11

ORPHA：96182　　　（Subtype of disorder）Silver-Russell syndrome due to
maternal uniparental disomy of chromosome 7

谷固醇血症

108.1　疾病释义

　　谷固醇血症（sitosterolemia）是一种罕见的常染色体隐性遗传的脂质代谢异常疾病。因 ATP 结合盒（ATP binding cassette，ABC）转录体家族的两个成员 ABCG5 和 ABCG8 的纯合突变或复杂杂合突变，导致机体大量吸收植物固醇（如谷固醇、菜油甾醇、豆甾醇等），过量植物固醇被吸收后，血液中植物固醇水平显著升高，刺激巨噬细胞产生炎症因子，蓄积在皮肤、血管、血细胞等组织细胞中，促进泡沫细胞和斑块的形成，患者通常会出现肌腱或皮下的多发性黄色瘤、动脉粥样硬化、早发性冠心病、溶血性贫血、巨大血小板、异常出血、转氨酶升高、关节痛等一系列表现。谷固醇血症易被误诊为家族性高胆固醇血症。

108.2　中文名称

　　谷固醇血症
　　植物固醇血症
　　豆固醇血症

108.3　英文名称

sitosterolemia
phytosterolemia

108.4　疾病编码

108.4.1　ICD-10 疾病编码与名称
　　E78.300x011　谷固醇血症

108.4.2　ICD-11 疾病编码与名称

EB90.24　特指的脂代谢障碍引起的黄瘤

5C52.1Y　其他特指的固醇代谢紊乱

5C52.Z　　先天性脂质代谢紊乱，未特指的

108.4.3　ORPHA 代码

ORPHA：2882　Sitosterolemia

脊髓延髓肌萎缩症（肯尼迪病） 序号 109

109.1　疾病释义

　　脊髓延髓肌萎缩症（spinal and bulbar muscular atrophy，SBMA），又称肯尼迪病（Kennedy's disease），是一种罕见的 X 性连锁隐性遗传性的神经系统变性病。患者主要表现为不同程度的下运动神经元损害、感觉障碍及内分泌系统异常，后者包括男性乳房发育、不育及糖尿病等。该病仅男性发病，女性多为无症状的基因携带者。该病是由染色体 Xq11-12 上的雄激素受体（androgen receptor，AR）基因第 1 号外显子 CAG 重复序列异常扩增所致。

109.2　中文名称

　　脊髓延髓肌萎缩症
　　肯尼迪病
　　肯尼迪氏病

109.3　英文名称

spinal and bulbar muscular atrophy，SBMA
Kennedy disease
Kennedy's disease

109.4　疾病编码

109.4.1　ICD-10 疾病编码与名称
　　G12.801　　　　肯尼迪病
　　H47.000x011　　肯尼迪综合征

109.4.2　ICD-11 疾病编码与名称

（未发现完全对应名称，供参考）

8B61.Y　其他特指的脊髓性肌萎缩

109.4.3　ORPHA 代码

ORPHA：481　Spinal and bulbar muscular atrophy

脊髓性肌萎缩症

110.1 疾病释义

脊髓性肌萎缩症（spinal muscular atrophy，SMA）是由于运动神经元存活基因 1（survival motor neuron gene 1，SMN1）突变导致 SMN 蛋白功能缺陷所致的遗传性神经肌肉病。SMA 以脊髓前角运动神经元变性和丢失导致的肌无力和肌萎缩为特征。起病年龄可从出生后至成年，按照患者的发病年龄和获得的最大运动功能分为 1 ~ 4 四个亚型。

110.2 中文名称

脊髓性肌萎缩症

脊髓性肌萎缩

脊肌萎缩症

脊髓性肌肉萎缩症

110.3 英文名称

spinal muscular atrophy，SMA

110.4 疾病编码

110.4.1 ICD-10 疾病编码与名称

G12.900　　　脊髓性肌萎缩

G12.000　　　婴儿脊髓性肌萎缩，Ⅰ型 [韦德尼希 - 霍夫曼]

G12.000x001　急性婴儿型脊髓性肌萎缩（Ⅰ型）

G12.100x001　成人型脊髓性肌萎缩（Ⅳ型）

G12.100x004　远端型脊髓性肌萎缩

G12.101　肩胛型脊髓性肌萎缩

G12.102　婴儿型脊髓性肌萎缩，Ⅲ型

G12.103　婴儿型脊髓性肌萎缩，Ⅱ型

G12.104　成人型进行性脊髓性肌萎缩

G12.206　进行性脊髓性肌萎缩

G12.800　脊髓性肌萎缩和有关的综合征，其他的

110.4.2　ICD-11 疾病编码与名称

8B61　　脊肌萎缩症

8B61.0　婴儿型脊髓性肌萎缩，Ⅰ型

8B61.1　迟发性婴儿型脊肌萎缩症，Ⅱ型

8B61.2　少年型脊肌萎缩症，Ⅲ型

8B61.3　成人型脊肌萎缩症，Ⅳ型

8B61.4　局限性脊髓性肌萎缩

8B61.Y　其他特指的脊髓性肌萎缩

8B61.Z　脊髓性肌萎缩，未特指的

110.4.3　ORPHA 代码

ORPHA：1145　（Disorder）Infantile-onset X-linked spinal muscular atrophy

ORPHA：1216　（Disorder）Autosomal dominant congenital benign spinal muscular atrophy

ORPHA：139518　（Disorder）Distal hereditary motor neuropathy type 1

ORPHA：139525　（Disorder）Distal hereditary motor neuropathy type 2

ORPHA：139536　（Disorder）Distal hereditary motor neuropathy type 5

ORPHA：139547　（Disorder）Distal spinal muscular atrophy type 3

ORPHA：139552　（Disorder）Distal hereditary motor neuropathy，Jerash type

ORPHA：139557　（Disorder）X-linked distal spinal muscular atrophy type 3

ORPHA：139589　（Disorder）Distal hereditary motor neuropathy type 7

ORPHA：140465　（Group of disorders）Autosomal dominant distal hereditary motor neuropathy

ORPHA：140468　（Group of disorders）Autosomal recessive distal hereditary motor neuropathy

ORPHA：207012　（Group of disorders）Spinal muscular atrophy associated with central nervous system anomaly

ORPHA：209335　(Disorder) Autosomal dominant adult-onset proximal spinal muscular atrophy

ORPHA：211037　(Group of disorders) Autosomal dominant proximal spinal muscular atrophy

ORPHA：2590　(Disorder) Spinal muscular atrophy-progressive myoclonic epilepsy syndrome

ORPHA：276435　(Disorder) Lower motor neuron syndrome with late-adult onset

ORPHA：314485　(Disorder) Young adult-onset distal hereditary motor neuropathy

ORPHA：363447　(Disorder) Autosomal dominant childhood-onset proximal spinal muscular atrophy

ORPHA：404521　(Disorder) Spinal muscular atrophy with respiratory distress type 2

ORPHA：404538　(Group of disorders) X-linked distal hereditary motor neuropathy

ORPHA：431255　(Disorder) Scapuloperoneal spinal muscular atrophy

ORPHA：486811　(Disorder) Prenatal-onset spinal muscular atrophy with congenital bone fractures

脊髓小脑性共济失调

111.1 疾病释义

　　脊髓小脑性共济失调（spinocerebellar ataxia，SCA）是一组由基因突变导致以脊髓、脑干和小脑损害为主要特点，以进行性运动协调功能减退、平衡失调为主要临床表现的遗传性神经变性疾病。曾用名为 Marie 共济失调、遗传性橄榄桥小脑萎缩、小脑橄榄萎缩或脊髓小脑变性等，其病理改变特点是小脑变性。SCA 为常染色体显性遗传，因相应基因外显子（CAG）三核苷酸拷贝数异常重复扩增产生多谷氨酰胺所致。后来也发现了常染色体隐性遗传、X 连锁遗传和线粒体遗传（NARP、MERRF 以及 CoQ10 缺乏）的类型。目前已有超过 46 个类型，发现了 29 种基因突变。许多脊髓小脑性共济失调亚型的基因缺陷尚不明确。通常在成年期发病。其中脊髓小脑性共济失调 2 型是第二大常见类型，而 3 型是最常见类型。SCA 主要亚型包括常染色体显性脊髓小脑性共济失调、常染色体隐性脊髓小脑性共济失调、X 连锁脊髓小脑性共济失调等。

111.2 中文名称

　　脊髓小脑性共济失调
　　Marie 共济失调
　　遗传性橄榄桥小脑萎缩
　　小脑橄榄萎缩
　　脊髓小脑变性

111.3 英文名称

　　spinocerebellar ataxia，SCA

111.4　疾病编码

111.4.1　ICD-10 疾病编码与名称

G11.100x002　脊髓小脑性共济失调

G11.101　　　X- 连锁隐性遗传脊髓小脑性共济失调

G11.200x041　进行性小脑共济失调［橄榄体脑桥小脑萎缩］

111.4.2　ICD-11 疾病编码与名称

8A03.16　脊髓小脑性共济失调

111.4.3　ORPHA 代码

ORPHA：98755　　Spinocerebellar ataxia type 1

ORPHA：98756　　Spinocerebellar ataxia type 2

ORPHA：98757　　Spinocerebellar ataxia type 3

ORPHA：98765　　Spinocerebellar ataxia type 4

ORPHA：98766　　Spinocerebellar ataxia type 5

ORPHA：98758　　Spinocerebellar ataxia type 6

ORPHA：94147　　Spinocerebellar ataxia type 7

ORPHA：98760　　Spinocerebellar ataxia type 8

ORPHA：98761　　Spinocerebellar ataxia type 10

ORPHA：98767　　Spinocerebellar ataxia type 11

ORPHA：98762　　Spinocerebellar ataxia type 12

ORPHA：98768　　Spinocerebellar ataxia type 13

ORPHA：98763　　Spinocerebellar ataxia type 14

ORPHA：98769　　Spinocerebellar ataxia type 15

ORPHA：98770　　Spinocerebellar ataxia type 16

ORPHA：98759　　Spinocerebellar ataxia type 17

ORPHA：98771　　Spinocerebellar ataxia type 18

ORPHA：98772　　Spinocerebellar ataxia type 19

ORPHA：101110　Spinocerebellar ataxia type 20

ORPHA：98773　　Spinocerebellar ataxia type 21

ORPHA：101107　Spinocerebellar ataxia type 22

ORPHA：101108　Spinocerebellar ataxia type 23

ORPHA：101111　Spinocerebellar ataxia type 25

ORPHA：101112　Spinocerebellar ataxia type 26

ORPHA：98764   Spinocerebellar ataxia type 27

ORPHA：101109   Spinocerebellar ataxia type 28

ORPHA：208513   Spinocerebellar ataxia type 29

ORPHA：211017   Spinocerebellar ataxia type 30

ORPHA：217012   Spinocerebellar ataxia type 31

ORPHA：276183   Spinocerebellar ataxia type 32

ORPHA：1955   Spinocerebellar ataxia type 34

ORPHA：276193   Spinocerebellar ataxia type 35

ORPHA：276198   Spinocerebellar ataxia type 36

ORPHA：363710   Spinocerebellar ataxia type 37

ORPHA：423296   Spinocerebellar ataxia type 38

ORPHA：423275   Spinocerebellar ataxia type 40

ORPHA：458798   Spinocerebellar ataxia type 41

ORPHA：458803   Spinocerebellar ataxia type 42

ORPHA：497764   Spinocerebellar ataxia type 43

ORPHA：589527   Spinocerebellar ataxia type 45

ORPHA：589522   Spinocerebellar ataxia type 46

系统性硬化症

112.1　疾病释义

系统性硬化症（systemic scleorosis，SSc）是一种病因不明的自身免疫病，属于以局限性或弥漫性皮肤和内脏器官的纤维化，以及微血管病变为特征的慢性结缔组织疾病，不仅侵犯皮肤，还可侵犯包括关节肌肉、肺、肾、心脏、胃肠道等在内的全身各个系统，是硬皮病的一个亚类。系统性硬化症又分为局限性皮肤型系统性硬化症（lcSSc）、弥漫性皮肤型系统性硬化症（dcSSc）、无皮肤硬化的系统性硬化症（sine scleroderma）、重叠综合征（overlap syndrome）临床表现复杂多样，有内脏器官受累者预后偏差，有较高的致残率和死亡率。

112.2　中文名称

系统性硬化症
系统性硬皮病

112.3　英文名称

systemic sclerosis，SSc

112.4　疾病编码

112.4.1　ICD-10 疾病编码与名称
M34.900x001　系统性硬化症
M34.000x001　进行性系统性硬化症

112.4.2　ICD-11 疾病编码与名称
4A42　　系统性硬化症
4A42.0　小儿系统性硬化症

4A42.1　弥漫性系统性硬化症

4A42.2　局限性系统性硬化症

4A42.Z　系统性硬化症，未特指的

112.4.3　ORPHA 代码

ORPHA：90291　Systemic sclerosis

四氢生物蝶呤缺乏症 序号 113

113.1 疾病释义

四氢生物蝶呤缺乏症（tetrehydrobiopterin deficiency，BH4D）是引起先天性高苯丙氨酸血症的一组罕见遗传代谢病。苯丙氨酸是人体必需氨基酸，需要肝苯丙氨酸羟化酶和辅酶四氢生物蝶呤的共同作用，才能把体内苯丙氨酸维持在安全的水平。苯丙氨酸缺乏会引起营养不良和皮疹。BH4D 则是由于芳香族氨基酸羟化酶（苯丙氨酸羟化酶、酪氨酸羟化酶、色氨酸羟化酶）的辅助因子——四氢生物喋呤（tetrahydrobiopterin，BH4）的合成或代谢途径中酶的先天性缺陷导致的氨基酸代谢障碍，导致神经递质合成受影响，出现高苯丙氨酸血症和多巴胺、黑色素等多种重要的生理活性物质缺乏，临床表现为智力及运动发育障碍、肌张力异常、癫痫等严重的神经系统损害症状和智能障碍，甚至死亡。BH4D 较常见的分型为 6- 丙酮酰四氢喋呤合成酶缺乏症（6-pyruvoyltetrahydropterin synthase deficiency，PTPS）和二氢喋啶还原酶缺乏症（dihydropteridinereductase deficiency，DHPR），较少见的是鸟苷三磷酸环水解酶缺乏症（guanosine triphosphate cyclohydrolase deficiency，GTPCH）、喋呤 -4α-二甲醇胺脱水酶缺乏症（pterin4a-carbinolamine dehydrogenase deficiency，PCD）及墨喋呤还原酶（sepiapterin reductase deficiency，SR）缺乏症。

113.2 中文名称

四氢生物蝶呤缺乏症
BH4 缺乏症
先天性高苯丙氨酸血症

113.3 英文名称

tetrahydrobiopterin deficiency，BH4D

113.4　疾病编码

113.4.1　ICD-10 疾病编码与名称

E70.100x005　四氢生物蝶呤缺乏症

E70.101　　　高苯丙氨酸血症

113.4.2　ICD-11 疾病编码与名称

（未发现完全对应名称，供参考）

5C50.Y　其他特指的氨基酸或其他有机酸代谢紊乱

113.4.3　ORPHA 代码

ORPHA：238583　Hyperphenylalaninemia due to tetrahydrobiopterin deficiency

结节性硬化症

序号 114

114.1　疾病释义

结节性硬化症（tuberous sclerosis complex，TSC）是一种多系统受累的常染色体显性遗传病。致病基因分别为 TSC1 和 TSC2。结节性硬化症临床异质性很大，身体内几乎所有器官都可以受累。皮肤、脑、眼睛、口腔、心脏、肺、肾、肝和骨骼等多部位器官发生良性错构瘤。主要表现为智力障碍、癫痫、皮肤、白斑面部血管纤维瘤及不同部位（包括脑部）的肿瘤，导致器官功能异常。多见于儿童，约 1/3 成年女性患者出现肺部淋巴管肌瘤病（LAM）。

114.2　中文名称

结节性硬化症
结节性硬化

114.3　英文名称

tuberous sclerosis complex，TSC

114.4　疾病编码

114.4.1　ICD-10 疾病编码与名称
Q85.100　结节性硬化症

114.4.2　ICD-11 疾病编码与名称
LD2D.2　结节性硬化症
CB07.0　结节性硬化症相关性淋巴管肌瘤病

114.4.3　ORPHA 代码
ORPHA：805　Tuberous sclerosis complex

原发性酪氨酸血症

115.1 疾病释义

原发性酪氨酸血症是指酪氨酸血症 (tyrosinemia) 中由于酪氨酸分解代谢途径中的酶缺陷导致的一组遗传代谢病，引起血浆中酪氨酸浓度明显增高，常命名为"酪氨酸血症"。不同步骤的酶的缺陷可导致多种临床表现不同的疾病，根据酶缺陷的类型分为 3 型：酪氨酸血症 I 型，也被称为肝肾酪氨酸血症 (hepatorenal tyrosinemia, HT-1)，由于延胡索酰乙酰乙酸水解酶 (fumarylacetoacetate hydrolase, FAH) 缺乏所致，以肝、肾及脑损害为主要表现；酪氨酸血症 II 型，又称眼皮肤型酪氨酸血症，由于酪氨酸氨基转移酶 (tyrosine aminotransferase, TAT) 缺陷所致，以角膜增厚、掌跖角化和发育落后为特征；酪氨酸血症 III 型，极为罕见，是由于 4- 羟基苯丙酮酸双加氧酶 (hydroxyphenylpyruvic acid dioxygenase, HPPD) 缺陷所致，以神经精神症状为主要表现。酪氨酸血症 I 型病例报道相对较多，且对健康危害较大。

115.2 中文名称

原发性酪氨酸血症

遗传性酪氨酸血症

先天性酪氨酸血症

酪氨酸血症

高酪氨酸血症

115.3 英文名称

tyrosinemia

115.4　疾病编码

115.4.1　ICD-10 疾病编码与名称

E70.200x012　　原发性酪氨酸血症

E70.201　　　　高酪氨酸血症

P74.501　　　　新生儿高酪氨酸血症

115.4.2　ICD-11 疾病编码与名称

5C50.11　高酪氨酸血症 1 型

5C50.12　高酪氨酸血症 2 型

5C50.1Y　其他特指的酪氨酸代谢紊乱

5C50.1Z　酪氨酸代谢紊乱，未特指的

5C50.1　酪氨酸代谢紊乱

115.4.3　ORPHA 代码

ORPHA：3402　　（Disorder）Transient tyrosinemia of the newborn

ORPHA：882　　（Disorder）Tyrosinemia type 1

ORPHA：28378　（Disorder）Tyrosinemia type 2

ORPHA：69723　（Disorder）Tyrosinemia type 3

极长链酰基辅酶 A 脱氢酶缺乏症

116.1 疾病释义

极长链酰基辅酶 A 脱氢酶缺乏症（very long chain acyl-coa dehydrogenase deficiency，VLCADD）是极长链酰基辅酶 A 脱氢酶基因（ACADVL）突变导致的一种常染色体隐性遗传的线粒体脂肪酸代谢病，由于编码细胞线粒体内脂肪酸 β 氧化中的关键酶极长链酰基辅酶 A 脱氢酶基因变异导致其编码的酶出现功能缺陷，引起极长链脂肪酸代谢障碍和能量生成不足，出现低血糖、心肌病、脂肪肝和骨骼肌脂肪变性等多脏器损害。极长链酰基辅酶 A 脱氢酶缺乏症可以在婴儿期至成人期发病，患者的临床表现差异很大，发病快慢不同，病情轻重不一。依据临床表现 VLCADD 划分为新生儿型 VLCADD、婴儿型 VLCADD 和晚发型 VLCADD。

116.2 中文名称

极长链酰基辅酶 A 脱氢酶缺乏症

116.3 英文名称

very long chain acyl-CoA dehydrogenase deficiency，VLCADD

116.4 疾病编码

116.4.1 ICD-10 疾病编码与名称
E71.300x015 极长链酰基辅酶 A 脱氢酶缺乏症

116.4.2 ICD-11 疾病编码与名称
（未发现完全对应名称，供参考）
5C52.01 线粒体脂肪酸氧化障碍

116.4.3 ORPHA 代码
ORPHA：26793 Very long chain acyl-CoA dehydrogenase deficiency

威廉姆斯综合征

117.1 疾病释义

威廉姆斯综合征（Williams syndrome，WS）又称 Williams-Beuren 综合征，是一种罕见的染色体微缺失遗传病，患者因 7 号染色体（7q11.23 区域 1.5-1.8Mb 基因杂合）部分区域缺失导致智力发育落后、独特面貌、先天性心脏病及新生儿高血钙等多系统异常综合征。临床以心血管疾病、特殊面容、智力低下、生长发育障碍及内分泌异常等为特点。

117.2 中文名称

威廉姆斯综合征
威廉综合征
Williams 综合征
Williams-Beuren 综合征

117.3 英文名称

Williams syndrome，WS
Williams-Beuren syndrome，WBS

117.4 疾病编码

117.4.1 ICD-10 疾病编码与名称
Q87.800x401　威廉综合征 [Williams 综合征]

117.4.2 ICD-11 疾病编码与名称
（未发现完全对应名称，供参考）
LD44.7　　7 号染色体缺失

LD44.7Y　其他特指的 7 号染色体缺失

117.4.3　ORPHA 代码

ORPHA：904　Williams syndrome

湿疹血小板减少伴免疫缺陷综合征 序号 118

118.1　疾病释义

湿疹血小板减少伴免疫缺陷综合征，亦称 Wiskott-Aldrich 综合征（Wiskott-Aldrich syndrome，WAS），是一种 X 染色体连锁隐性遗传性疾病，最常见于男性儿童，以血小板减少伴血小板体积减小、湿疹、免疫缺陷三联征为主要表现，同时患者易患自身免疫性疾病和淋巴瘤。根据 WAS 基因的不同突变形式，临床可表现为典型 WAS、X 连锁血小板减少症（X-linked thrombocytopenia，XLT）、间歇性 X 连锁血小板减少症（intermittent X-linked thrombocytopenia，IXLT）和 X 连锁粒细胞减少症（X-linked neutrapenia，XLN）。其中 XLN 具有无血小板减少和血小板体积减小等特点，主要表现为先天性中性粒细胞减少。

118.2　中文名称

湿疹血小板减少伴免疫缺陷综合征
Wiskott-Aldrich 综合征

118.3　英文名称

Wiskott-Aldrich syndrome，WAS

118.4　疾病编码

118.4.1　ICD-10 疾病编码与名称
D82.000x001　威斯科特 - 奥尔德里奇综合征 ［Wiskott-Aldrich 综合征］
118.4.2　ICD-11 疾病编码与名称
（未发现完全对应名称，供参考）
3B64.01　遗传性血小板减少症

118.4.3　ORPHA 代码

ORPHA：906　Wiskott-Aldrich syndrome

X- 连锁无丙种球蛋白血症

119.1 疾病释义

X- 连锁无丙种球蛋白血症（X-linked agammaglobulinemia，XLA）是由于人类 Bruton's 酪氨酸激酶（BTK）基因突变，使 B 细胞出现发育障碍，从而导致血清免疫球蛋白水平降低或缺失并增加感染易感性的一种原发性体液免疫缺陷病，为原发性 B 细胞缺陷的典型代表，多见于男性儿童。

119.2 中文名称

X- 连锁无丙种球蛋白血症

Bruton 病

X 连锁无丙球蛋白血症

119.3 英文名称

X-linked agammaglobulinemia，XLA

119.4 疾病编码

119.4.1 ICD-10 疾病编码与名称

D80.000x011　X 连锁无丙种球蛋白血症

119.4.2 ICD-11 疾病编码与名称

4A01.00　备遗传性无丙种球蛋白血症伴 B 细胞的缺乏或极度减少

119.4.3 ORPHA 代码

ORPHA：47　X-linked agammaglobulinemia

X- 连锁肾上腺脑白质营养不良

120.1 疾病释义

X- 连锁肾上腺脑白质营养不良（X-linked adrenoleukodystrophy，X-ALD）是一种 X 连锁隐性遗传的、进行性加重的脑白质病，是由于位于 Xq28 的 ABCD1 基因突变使过氧化物酶体功能异常导致的脂代谢异常疾病。临床主要表现为大脑白质进行性脱髓鞘病变和肾上腺皮质功能不全，以听觉和视觉功能损害、智能减退、行为异常、运动障碍为主要表现。该病较罕见，预后差，有两种遗传方式：①新生儿期发病的常染色遗传，较为少见；②儿童或青年期发病的 X 连锁隐性遗传。

120.2 中文名称

X- 连锁肾上腺脑白质营养不良

阿狄森 – 弥漫性硬化症

肾上腺弥漫性轴周性脑炎

Addison-Schilder 综合征

艾迪生 - 西尔德综合征

艾迪生 - 席尔德综合征

120.3 英文名称

X-linked adrenoleukodystrophy，X-ALD

Adrenoleukodystrophy，ALD

120.4　疾病编码

120.4.1　ICD-10 疾病编码与名称

E71.300x011　肾上腺脑白质营养不良 [Addison-Schilder 综合征]

E71.301　　　肾上腺脑白质营养不良

120.4.2　ICD-11 疾病编码与名称

8A44.1　肾上腺脑白质营养不良

8A44.3　某些特指的脑白质营养不良

120.4.3　ORPHA 代码

ORPHA：139396　Adrenoleukodystrophy（ALD）

ORPHA：44　　　（Disorder）Neonatal adrenoleukodystrophy

ORPHA：43　　　（Disorder）X-linked adrenoleukodystrophy

ORPHA：139396　（Subtype of disorder）X-linked cerebral adrenoleukodystrophy

X- 连锁淋巴增生症

121.1 疾病释义

X- 连锁淋巴增生症（X-linked lymphoproliferative disease，XLP），又称 X 连锁淋巴组织增生综合征，包括 XLP1 和 XLP2 两个亚型。XLP1 是由编码信号传导淋巴细胞活化分子（signaling lymphocyte activation molecule，SLAM）相关蛋白（SLAM-associated protein，SAP）的 SH2D1A 基因突变所导致的一种 X 连锁隐性遗传病，以 EBV 感染后的暴发性传染性单核细胞增多症、异常免疫球蛋白血症及 B 细胞淋巴瘤为主要临床特点。XLP2 即 X 连锁凋亡抑制因子（X-linked inhibitor of apoptosis，XIAP）缺陷，其主要临床表现为噬血细胞综合征，部分患者可出现肠道炎症如克罗恩病或者结肠炎等，但很少发展为淋巴瘤，现多将其称为 X 连锁家族性噬血细胞综合征。

121.2 中文名称

X- 连锁淋巴增生症

X 连锁淋巴组织增生性疾病

X 连锁淋巴增生性疾病

X 连锁淋巴组织增生综合征

121.3 英文名称

X-linked lymphoproliferative disease，XLP

121.4 疾病编码

121.4.1 ICD-10 疾病编码与名称

D82.301　X- 连锁淋巴增生性疾病

D82.300x001　X 连锁淋巴组织增生性疾病

121.4.2　ICD-11 疾病编码与名称

未发现可供参考的对应名称

121.4.3　ORPHA 代码

ORPHA：2442　　X-linked lymphoproliferative disease

ORPHA：538931　（Disorder）X-linked lymphoproliferative disease due to SH2D1A deficiency

ORPHA：538934　（Disorder）X-linked lymphoproliferative disease due to XIAP deficiency

参考文献

[1] 国家卫生健康委员会，科学技术部，工业和信息化部，国家药品监督管理局，国家中医药管理局．关于公布第一批罕见病目录的通知：国卫医发〔2018〕10号［A/OL］．（2018-05-11）［2022-7］．http://www.gov.cn/zhengce/zhengceku/2018-12/31/content_5435167.htm.

[2] 国家卫生健康委办公厅．关于印发罕见病诊疗指南（2019年版）的通知：国卫办医函〔2019〕198号．附件：罕见病诊疗指南（2019年版）［A/OL］．（2019-2-27）［2022-7］．http://www.nhc.gov.cn/yzygj/s7659/201902/61d06b4916c348e0810ce1fceb844333.shtml.

[3] 丁洁，王琳．121种罕见病知识读本［M］．北京：中国医药科技出版社，2019．

[4] 国家卫生健康委办公厅，国家中医药局办公室．关于启动2019年全国三级公立医院绩效考核有关工作的通知：国卫办医函〔2019〕371号．附件：疾病分类与代码国家临床版2.0［A/OL］．（2019-4-17）［2022-7］．http://www.gov.cn/zhengce/zhengceku/2019-09/16/content_5430153.htm.

[5] 国家卫生健康委．关于印发国际疾病分类第十一次修订本（ICD-11）中文版的通知：国卫医发〔2018〕52号．附件：国际疾病分类第十一次修订本（ICD-11）中文版［A/OL］．（2018-12-14）［2020-2］．

[6] WHO．用于死因与疾病统计的ICD-11（版本：02/2022）（EB/OL）．https://icd.who.int/browse11/l-m/zh#!.

[7] WHO．2022．ICD-11 for Mortality and Morbidity Statistics（Version：02/2022）（EB/OL）．https://icd.who.int/browse11/l-m/en.

[8] 国家卫生健康委办公厅．关于建立全国罕见病诊疗协作网的通知：国卫办医函〔2019〕157号［A/OL］．（2019-2-12）［2022-7］．http://www.gov.cn/zhengce/zhengceku/2019-10/08/content_5436962.htm.

[9] 郑帅，田国祥，韩迪迪，等．Orphanet数据库架构及数据获取方法与流程［J］．中国循证心血管医学杂志，2020，12（6）：651-654. DOI：10.3969/j.issn.1674-4055.2020.06.03.

[10] 陈韧，韩登恒．基于 SNOMED-CT 的急性 ST 段抬高型心肌梗死病种质量
管理系统设计 [J]．中国数字医学，2018（5）．DOI:10.3969/j.issn.1673-7571.
2018.05.005.

[11] 国家卫生健康委员会．国家卫生健康委员会 2019 年 2 月 13 日例行新闻发
布会文字实录（罕见病）．（2019-02-13）．http://www.nhc.gov.cn/xcs/s7847/
201902/4f8a39fc2d92404aba8db0d465ff8ba8.shtml.

[12] 国家卫生健康委员会．国家卫生健康委员会 2021 年 4 月 27 日例行新闻发
布会文字实录（罕见病）．（2021-4-27）．http://www.nhc.gov.cn/xcs/s7847/2
01902/4f8a39fc2d92404aba8db0d465ff8ba8.shtml.

[13] 国家卫生健康委员会．国家卫生健康委员会 2021 年 4 月 29 日例行新闻发
布会文字实录（罕见病）．（2021-4-29）．http://www.nhc.gov.cn/xcs/s3574/2
02104/327b69425df54c43a92fe381cb0534f0.shtml．

[14] Orphanet. 2016 Activity report，Orphanet Report Series，Reports Collection，
July 2017（V1.2）．http://www.orpha.net/orphacom/cahiers/docs/GB/
ActivityReport2016.pdf.

[15] Orphanet. The portal for rare diseases and orphan drugs. https://www.orpha.net/
consor/cgi-bin/index.php.

[16] MedDRA. About MedDRA [EB/OL]．（2022-7）．https://www.meddra.org/
about-meddra/organisation.

[17] The Genetic and Rare Diseases Information Center（GARD）[EB/OL]．
（2022-7）．https://rarediseases.info.nih.gov.

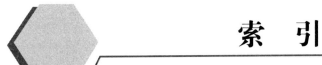

索　引

英文名称	中文名称	序号	本书页码
21-hydroxylase deficiency	21- 羟化酶缺乏症	1	1
albinism	白化病	2	3
Alport syndrome	Alport 综合征	3	5
amyotrophic lateral sclerosis	肌萎缩侧索硬化	4	7
Angelman syndrome	Angelman 氏症候群（天使综合征）	5	9
arginase deficiency	精氨酸酶缺乏症	6	10
asphyxiating thoracic dystrophy（Jeune Syndrome）	热纳综合征（窒息性胸腔失养症）	7	11
atypical hemolytic uremic syndrome	非典型溶血性尿毒症	8	12
autoimmune encephalitis	自身免疫性脑炎	9	14
autoimmune hypophysitis	自身免疫性垂体炎	10	16
autoimmune insulin receptopathy（type B insulin resistance）	自身免疫性胰岛素受体病	11	18
beta-ketothiolase deficiency	β- 酮硫解酶缺乏症	12	19
biotinidase deficiency	生物素酶缺乏症	13	20
cardic ion channelopathies	心脏离子通道病	14	21
primary carnitine deficiency	原发性肉碱缺乏症	15	23
Castleman disease	Castleman 病	16	24
Charcot-Marie-Tooth disease	腓骨肌萎缩症	17	26
citrullinemia	瓜氨酸血症	18	32
congenital adrenal hypoplasia	先天性肾上腺发育不良	19	34
congenital hyperinsulinemic hypoglycemia	先天性高胰岛素性低血糖血症	20	35
congenital myasthenic syndrome	先天性肌无力综合征	21	37
congenital myotonia（non-dystrophic myotonia，NDM）	先天性肌强直（非营养不良性肌强直综合征）	22	38

续表

英文名称	中文名称	序号	本书页码
congenital scoliosis	先天性脊柱侧弯	23	40
coronary artery ectasia	冠状动脉扩张病	24	42
Diamond-Blackfan anemia	先天性纯红细胞再生障碍性贫血	25	44
Erdheim-Chester disease	Erdheim-Chester 病	26	46
Fabry disease	法布里病	27	48
familial Mediterranean fever	家族性地中海热	28	50
Fanconi anemia	范可尼贫血	29	51
galactosemia	半乳糖血症	30	53
Gaucher Disease	戈谢病	31	54
generalized myasthenia gravis	全身型重症肌无力	32	56
gitelman syndrome	Gitelman 综合征	33	58
Glutaric Acidemia Type Ⅰ	戊二酸血症Ⅰ型	34	59
glycogen storage disease （type Ⅰ，Ⅱ）	糖原累积病（Ⅰ型、Ⅱ型）	35	60
hemophilia	血友病	36	62
hepatolenticular degeneration（Wilson disease）	肝豆状核变性	37	64
hereditary angioedema（HAE）	遗传性血管性水肿	38	66
hereditary epidermolysis bullosa	遗传性大疱性表皮松解症	39	67
hereditary fructose intolerance	遗传性果糖不耐受症	40	69
hereditary hypomagnesemia	遗传性低镁血症	41	71
hereditary multi-infarct dementia（cerebral autosomal dominant arteriopathy with subcortical infarcts and leukoencephalopathy，CADASIL）	遗传性多发脑梗死性痴呆	42	73
hereditary spastic paraplegia	遗传性痉挛性截瘫	43	75
holocarboxylase synthetase deficiency	全羧化酶合成酶缺乏症	44	77
homocysteinemia	同型半胱氨酸血症	45	78
homozygous hypercholesterolemia	纯合子家族性高胆固醇血症	46	80
Huntington disease	亨廷顿舞蹈病	47	82

续表

英文名称	中文名称	序号	本书页码
hyperornithinaemia-hyperammonaemia-homocitrullinuria syndrome	HHH 综合征	48	84
hyperphenylalaninemia	高苯丙氨酸血症	49	86
hypophosphatasia	低碱性磷酸酶血症	50	88
hypophosphatemic rickets	低磷性佝偻病	51	89
idiopathic cardiomyopathy	特发性心肌病	52	91
idiopathic hypogonadotropic hypogonadism	特发性低促性腺激素性性腺功能减退症	53	93
idiopathic pulmonary arterial hypertension	特发性肺动脉高压	54	95
idiopathic pulmonary fibrosis	特发性肺纤维化	55	96
IgG4 related disease	IgG4 相关性疾病	56	97
inborn errors of bile acid synthesis	先天性胆汁酸合成障碍	57	98
isovaleric acidemia	异戊酸血症	58	99
Kallmann syndrome	卡尔曼综合征	59	100
Langerhans cell histiocytosis	朗格汉斯组织细胞增生症	60	102
Laron syndrome	莱伦氏综合征	61	104
Leber hereditary optic neuropathy	Leber 遗传性视神经病变	62	106
long chain 3-hydroxyacyl-CoA dehydrogenase deficiency	长链 3- 羟酰基辅酶 A 脱氢酶缺乏症	63	107
lymphangioleiomyomatosis（LAM）	淋巴管肌瘤病	64	108
lysinuric protein intolerance	赖氨酸尿蛋白不耐受症	65	110
lysosomal acid lipase deficiency	溶酶体酸性脂肪酶缺乏症	66	111
maple syrup urine disease	枫糖尿症	67	112
Marfan syndrome	马方综合征	68	114
McCune-Albright syndrome	McCune-Albright 综合征	69	116
medium chain acyl-CoA dehydrogenase deficiency	中链酰基辅酶 A 脱氢酶缺乏症	70	118
methylmalonic academia	甲基丙二酸血症	71	119
mitochodrial encephalomyopathy	线粒体脑肌病	72	121
mucopolysaccharidosis	黏多糖贮积症	73	123

续表

英文名称	中文名称	序号	本书页码
multifocal motor neuropathy	多灶性运动神经病	74	125
multiple acyl-CoA dehydrogenase deficiency	多种酰基辅酶 A 脱氢酶缺乏症	75	126
multiple sclerosis	多发性硬化	76	128
multiple system atrophy	多系统萎缩	77	130
myotonic dystrophy	肌强直性营养不良	78	132
n-acetylglutamate synthase deficiency	N- 乙酰谷氨酸合成酶缺乏症	79	134
neonatal diabetes mellitus	新生儿糖尿病	80	135
neuromyelitis optica	视神经脊髓炎	81	137
Niemann-Pick disease	尼曼匹克病	82	139
non-syndromic deafness	非综合征性耳聋	83	141
Noonan Syndrome	Noonan 综合征	84	143
ornithine transcarbamylase deficiency	鸟氨酸氨甲酰基转移酶缺乏症	85	145
osteogenesis imperfecta（Brittle Bone Disease）	成骨不全症（脆骨病）	86	147
Parkinson disease（Young-onset, Early-onset）	帕金森病（青年型、早发型）	87	148
paroxysmal nocturnal hemoglobinuria	阵发性睡眠性血红蛋白尿	88	150
Peutz-Jeghers syndrome	黑斑息肉综合征	89	151
phenylketonuria	苯丙酮尿症	90	152
POEMS syndrome	POEMS 综合征	91	153
porphyria	卟啉病	92	155
Prader-Willi syndrome	Prader-Willi 综合征	93	157
primary combined immune deficiency	原发性联合免疫缺陷	94	159
primary hereditary dystonia	原发性遗传性肌张力不全	95	161
primary light chain amyloidosis	原发性轻链型淀粉样变	96	163
progressive familial intrahepatic cholestasis	进行性家族性肝内胆汁淤积症	97	165
progressive muscular dystrophy	进行性肌营养不良	98	166
propionic acidemia	丙酸血症	99	170

续表

英文名称	中文名称	序号	本书页码
pulmonary alveolar proteinosis	肺泡蛋白沉积症	100	172
pulmonary cystic fibrosis	肺囊性纤维化	101	174
retinitis pigmentosa	视网膜色素变性	102	176
retinoblastoma	视网膜母细胞瘤	103	177
severe congenital neutropenia	重症先天性粒细胞缺乏症	104	179
severe myoclonic epilepsy in infancy（Dravet syndrome）	婴儿严重肌阵挛性癫痫（Dravet 综合征）	105	181
sickle cell disease	镰刀型细胞贫血病	106	183
Silver-Russell syndrome	Silver-Russell 综合征	107	185
sitosterolemia	谷固醇血症	108	187
spinal and bulbar muscular atrophy（Kennedy Disease）	脊髓延髓肌萎缩症（肯尼迪病）	109	189
spinal muscular atrophy	脊髓性肌萎缩症	110	191
spinocerebellar ataxia	脊髓小脑性共济失调	111	194
systemic sclerosis	系统性硬化症	112	197
tetrahydrobiopterin deficiency	四氢生物蝶呤缺乏症	113	199
tuberous sclerosis complex	结节性硬化症	114	108
tyrosinemia	原发性酪氨酸血症	115	202
very long chain acyl-CoA dehydrogenase deficiency	极长链酰基辅酶 A 脱氢酶缺乏症	116	204
Williams syndrome	威廉姆斯综合征	117	205
Wiskott-Aldrich syndrome	湿疹血小板减少伴免疫缺陷综合征	118	207
X-linked agammaglobulinemia	X- 连锁无丙种球蛋白血症	119	209
X-linked adrenoleukodystrophy	X- 连锁肾上腺脑白质营养不良	120	210
X-linked lymphoproliferative disease	X- 连锁淋巴增生症	121	212